DIETA VEGANA

Um Guia Para Desintoxicação Do Corpo E Manter
Uma Saúde Incrível

(Adote Um Estilo De Vida Vegan Saudável)

Ted Tarr

Traduzido por Daniel Heath

Ted Tarr

Dieta Vegana: Um Guia Para Desintoxicação Do Corpo E Manter Uma Saúde Incrível (Adote Um Estilo De Vida Vegan Saudável)

ISBN 978-1-989853-05-4

todos os direitos autorais não detidos pelo editor.

Aviso Legal:

Este livro é protegido por direitos autorais. Ele é designado exclusivamente para uso pessoal. Você não pode alterar, distribuir, vender, usar, citar ou parafrasear qualquer parte ou o conteúdo deste ebook sem o consentimento do autor ou proprietário dos direitos autorais. Ações legais poderão ser tomadas caso isso seja violado.

Termos de Responsabilidade:

Observe também que as informações contidas neste documento são apenas para fins educacionais e de entretenimento. Todo esforço foi feito para fornecer informações completas precisas, atualizadas e confiáveis. Nenhuma garantia de qualquer tipo é expressa ou mesmo implícita. Os leitores reconhecem que o autor não está envolvido na prestação de aconselhamento jurídico, financeiro, médico ou profissional.

Ao ler este documento, o leitor concorda que sob nenhuma circunstância somos

Índice

PARTE 1.. 1

SALADAS E APERITIVOS VEGANOS 3

SALADA DE ESPINAFRE E CEVADA 3

SOPA DE LENTILHA MARROQUINA 4

MINESTRONE ITALIANO CALOROSO..................... 6

SOPA DE LEGUMES FRANCESA............................ 7

SOPA DE BETERRABA E CENOURA....................... 8

SOPA DE AIPO, MAÇÃ E CENOURA....................... 9

SOPA DE FEIJÃO BRANCO ESTILO MOSTEIRO 10

SOPA DE COUVE-FLOR CREMOSA...................12

SOPA DE ABÓBORA E PIMENTÃO....................13

SOPA DE BATATA CREMOSA 14

SOPA DE REPOLHO PICADO 15

SOPA MEDITERRÂNEA DE GRÃO-DE-BICO 16

SOPA DE COGUMELO SELVAGEM......................17

SOPA DE ESPINAFRE 18

SOPA DE TOMATE E QUINOA.............................19

SOPA DE ESPINAFRE, ALHO-PORÓ E QUINOA.................20

SOPA DE QUINOA COM LEGUMES 21

RECEITAS VEGANAS DE PRATO PRINCIPAL 23

MACARRÃO COM ABACATE E RÚCULA.........................23

MACARRÃO DELICIOSO COM BRÓCOLIS........................24

ESPAGUETE CREMOSO COM ABÓBORA-CHEIROSA..........25

ESPAGUETE COM BATATA-DOCE.................................26

JANTAR RÁPIDO DE ARROZ ITALIANO E ABOBRINHA.......28

MELHOR PIZZA VEGANA.....................................29

ENSOPADO DE BERINJELA E GRÃO-DE-BICO...................31

ENSOPADO DE ERVILHA VERDE E COGUMELOS...............32

ENSOLADO DE ALHO-PORÓ E TOMATE.........................33

ENSOPADO DE BATATA E ALHO-PORÓ.........................34

ESPINAFRE COM ARROZ....................................35

ENSOPADO DE VEGETAIS RICOS.............................36

FEIJÃO ASSADO ROBUSTO..................................37

PIMENTÕES RECHEADOS COM ARROZ.........................39

PIMENTÕES RECHEADOS COM FEIJÃO.........................40

FOLHAS DE VIDEIRA RECHEADAS...........................41

FOLHAS DE REPOLHO RECHEADAS...........................43

ENSOPADO DE VAGEM E BATATA...........................45

ENSOPADO DE REPOLHO E ARROZ...........................46

ARROZ COM ALHO-PORÓ E AZEITONAS.......................47

ENSOPADO DE ARROZ E TOMATE...........................48

COUVE-FLOR ASSADA.....................................50

BATATAS NOVAS COM ERVAS...............................50

ASSADO DE BATATA E ABOBRINHA.........................51

CAÇAROLA DE QUIABO E TOMATE...........................52

COUVE-FLOR ASSADA.....................................53

COUVES DE BRUXELAS ASSADAS...........................54

ABÓBORA-CHEIROSA ASSADA 55

CORAÇÕES DE ALCACHOFRA ASSADOS 56

BETERRABAS FRITAS...57

ESPETOS DE LEGUMES GRELHADOS 57

CAFÉS DA MANHÃ E SOBREMESAS VEGANAS.......59

CAFÉ DA MANHÃ DE QUINOA E PASSAS.............59

CAFÉ DA MANHÃ CÍTRICO COM QUINOA 60

PASTA DE AZEITONA E ABACATE NO PÃO DE CENTEIO
TORRADO..61

SANDUÍCHES DE ABACATE, ALFACE E TOMATE.......62

SANDUÍCHES DE ABACATE E GRÃO-DE-BICO 62

BATIDO DE VERDURAS DE INVERNO 63

BATIDO DELICIOSO DE COUVE 64

BATIDO DE CEREJA 64

BATIDO DE BANANA E COCO 65

TORTA DE NOZES VEGANAS.............................66

MAÇÃS ASSADAS...67

BOLO DE MAÇÃ 68

ABÓBORA ASSADA COM FRUTAS SECAS............70

FOLHADO DE ABÓBORA 70

FOLHADO DE MAÇÃ 72

BOLO DE ABÓBORA 73

BOLO VEGANO DA VOVÓ 74

RECEITAS BÔNUS GRÁTIS: 10 RECEITAS DE GELEIA
RIDICULAMENTE FÁCEIS QUE QUALQUER UM PODE FAZER
....75

UMA GELEIA DE MORANGO DIFERENTE 75

GELEIA DE FRAMBOESA 77

GELEIA DE FRAMBOESA-PÊSSEGO 78

GELEIA DE MIRTILO 79

GELEIA BAGA TRIPLA 80

GELEIA DE GROSELHA 81

COMPOTA DE CEREJA BRANCA 82

GELEIA DE CEREJA 83

GELEIA DE FIGOS MADUROS ASSADA NO FORNO 83

DOCE DE MARMELO 85

PARTE 2........................86

INTRODUÇÃO 87

CAPÍTULO 1: VEGANISMO 101 89

PRA QUE SER VEGANO? 90
BENEFÍCIOS À SAÚDE DO VEGANISMO 92

CAPÍTULO 2: O QUE VOCÊ PODE COMER EM UMA DIETA
VEGANA E O QUE EVITAR 95

LEIA AS ETIQUETAS 96
RECEITAS 99

CAPÍTULO 3: RECEITAS DE CAFÉ DA MANHÃ 100

1. DELEITE O TOFU DE CAFÉ DA MANHÃ 100
2. BOM DIA TORTILHAS........................ 101
3. É O DIA DA SOBREMESA GELADA(PARFAIT DAY)........... 102
4. BOLO DE GRÃO DE BICO........................ 103
5. UM TIPO DIFERENTE DE PORRIDGE 105
6. LAS MIGANS (MIGAS PARA VEGETARIANOS) 106
7. FAÇA VOCÊ MESMO UMA PASTA DE AVELÃ VEGANA ... 109
8. FRITADA DE BATATA PARA O CAFÉ DA MANHÃ 110

9. UM WAFFLE DE AVEIA E MIRTILO 111
10. MUFFINS COM GELEIA 112
11. TOFUMELETEE 114
12. FEIJÃO E ABACATE TORRADOS 116
13. PÃO DE BANANA VEGANA 117
14. QUICHE VEGANA 118
15. QUINOA COM NOZ E CANELA 122
16. PUDIM DE ARROZ E PASSAS 123
17. CREPES VAGANAS 124
18. AVEIA A NOITE TODA 126
19. CAFÉ DA MANHÃ COM XAROPE BORDO E MUFFINS... 127
20. YUMMY CAFÉ DA MANHÃESTILO MEXICANO - BURRITOS
.... 128

CAPÍTULO 4: RECEITAS PARA O ALMOÇO **131**

1. SAUTÉ VEGETARIANO 131
2. HAMBURGUER VEGANO DE FEIJÃO PRETO................ 132
3. VEGETAIS FRITOS COM SOJA.............................. 133
4. SAUTÉ DE COCO 134
5. CURRY DE QUINOA VERDE 135
6. CASSAROLA VEGANA 137
7. COZIDO DE BATATA DOCE................................. 139
8. VURRITO (BURRITO VEGANO)............................. 141
9. COGUMELOS APIMENTADOS.............................. 143
10. VEGANOS O QUE.. 145
11. SALADA DE ATUM FALSO 146
12. SALADA CUSCUS E PEPINO.............................. 147
13. SALADA ASIÁTICA DE AMENDOIM E QUINOA 149
14. SOPA DE ALHO E GRÃO DE BICO........................ 151
15. UM CHUTE DE SALADA DE BATATA DOCE 152

CAPÍTULO 5: RECEITAS PARA A JANTA **155**

1. SALADA MEXICANA.. 155
2. SALADA POPEYE 155
3. SALADA DE FRUTA COM YOGURT 156
4. SALADA DE FRUTA COM YOGURT 157
5. SALADA VEGANA DE MANGA............................. 158

6. SEUÍCHE DE GRÃO DE BICO E ABACATE 160

7. CLUB DO SEUÍCHE DE ABACATE E FEIJÃO 162

8. PIZZUCHINIS 164

10. MASSA COM PIMENTAS E AMENDOASASSADAS 166

11. BERINJELA AO CURRY 167

12. SALADA DE QUINOTATA 169

13. O MELHOR HAMBURGUER VEGETARIANO 171

14. SOPA DE ABÓBORA E LENTILHAS 173

15. CARNE MOIDA VEGANA 174

16. AUTENTICAS PANQUECAS DE BATATA ALEMÃ 176

17. FEIJÃO E ARROZ CAJUN PICANTES 178

18. UMA DELICIOSA SALADA VARIADA COM MEL VEGANO E MOSTARDA 179

19. SUADO E DOCE CHILLI VEGANO 182

20. RAVIOLE DE ABÓBORA 184

21. UMA MASSA FÁCIL DE PIZZA VEGANA 185

22. REUBEN NO ESTILO VEGANDO 186

23. UM PIQUINE DE BAIXO DE ANETO COM SALADA DE BATATA VEGANA 188

24. SALADA DE MANGA E PEPINO FRESCOS 190

25. CUSCUSCARREGADO DEPIMENTAS 192

CONCLUSÃO: **194**

Parte 1

Nossas vidas em ritmo acelerado nos deixam com cada vez menos tempo para planejamento, alimentar e preparar refeições saudáveis em casa. Quando você não tem muito tempo para investir no jantar e tudo o que você quer é relaxar com sua família, estes pratos veganos simples e fáceis de cozinhar permitem que você tenha num instante uma ótima refeição na mesa que toda a família vai adorar.

Como mãe trabalhadora de adolescentes com preferências alimentares mistas, eu não tenho o luxo de longos períodos na cozinha e estou constantemente à procura de novas refeições veganas nutritivas e variadas para adicionar aos meus menus do cotidiano. Aqui está uma coleção de algumas das minhas receitas veganas favoritas que são ridiculamente fáceis e perfeitas para um jantar na semana ou um delicioso banquete de fim de semana.

Minhas receitas veganas foram passadas de geração em geração ao longo dos anos e eu pessoalmente testei e experimentei!

todas elas. Elas variam de sopas e caçarolas ao café da manhã e sobremesas sofisticadas. Eu também tenho muitas receitas veganas para crianças, incluindo a melhor pizza vegana e uma deliciosa massa cremosa. Todas as minhas receitas são simples de preparar e são a coisa certa para cozinhar quando você quer um jantar rápido durante a semana ou um simples e delicioso jantar de fim de semana.

Se você fez a transição para um estilo de vida vegano ou apenas quer ter algumas noites na semana sem carne, aqui você encontrará muitas receitas veganas, a maioria rápida e fácil, para inspirar você e agradar a todos em sua mesa.

Saladas e Aperitivos Veganos

Salada de Espinafre e Cevada

Porções: 4

Ingredientes:

2/3 xícara de cevada de cozimento rápido

3 xícaras de folhas de espinafre finamente cortadas

7-8 tomates cereja, cortados ao meio

2-3 cebolas verdes, cortadas

para o molho:

3 colheres de sopa de azeite

2 colheres de sopa de vinagre de vinho branco

1 dente de alho, esmagado

sal e pimenta-do-reino, a gosto

Instruções:

Cozinhe a cevada de acordo com as instruções da embalagem

Bata os ingredientes de molho em uma tigela pequena até ficar homogêneo. Tempere com sal e pimenta a gosto.

Combine cevada, espinafre, tomate e cebolas em uma saladeira. Regue com o molho, misture e sirva.

Sopa de Lentilha Marroquina

Porções: 7-8

Ingredientes:

1 xícara de lentilhas vermelhas

1 xícara de grão-de-bico enlatado, escorrido

1 cebola fatiada

2 dentes de alho picados

1 xícara de tomate em conservas picados

1 xícara de feijão branco em conservas, escorrido

3 cenouras picadas em cubos

1 talo de aipo picado

5 xícaras de água

3 colheres de sopa de azeite

1 colher de chá de gengibre ralado

1 colher de chá de cardamomo moído

1/2 colher de chá de cominho

Instruções:

Em uma panela grande, refogue as cebolas, alho e gengibre no azeite por cerca de 5 minutos. Adicione a água, lentilhas, grão-de-bico, feijão branco, tomate, cenoura, aipo, cardamomo e cominho.

Deixe ferver por alguns minutos e cozinhe por meia hora ou mais até que as lentilhas estejam macias. Faça um purê com metade da sopa em um processador de alimentos ou liquidificador. Devolva a sopa em purê à panela, mexa e sirva.

Minestrone Italiano Caloroso

Porções: 4-5

Ingredientes:

¼ cabeça repolho picado

2 cenouras fatiadas

1 costela de aipo finamente fatiada

1 cebola pequena fatiada

2 dentes de alho picados

1 xícara de tomate em conservas, picados, não drenados

1 xícara de espinafre fresco, despedaçado

1/2 xícara de macarrão, cozido

3 xícaras de água

2 colheres de sopa de azeite

pimenta-do-reino e sal, a gosto

Instruções:

Refogue as cenouras, couve, aipo, cebola e alho em azeite por 5 minutos em uma panela funda. Adicione água e tomate e ferva. Reduza o fogo e deixe cozinhar descoberto por 20 minutos, ou até que os legumes estejam macios. Junte o espinafre, o macarrão e tempere com pimenta e sal a gosto.

Sopa de Legumes Francesa

Porções: 6

Ingredientes:

1 alho-poró cortado em fatias finas

1 abobrinha grande, descascada e cortada em cubos

1 xícara de feijão verde, cortadas pela metade

2 dentes de alho picados

1 xícara de tomate em conservas picados

100 gramas de aletria, quebrada em pequenos pedaços

3 xícaras de caldo de legumes

3 colheres de sopa de azeite

pimenta-do-reino a gosto

Instruções:

Refogue o alho-poró, abobrinha, vagens e alho por cerca de 5 minutos, mexendo. Adicione o caldo de legumes e os tomates e deixe ferver, em seguida, reduza o fogo.

Adicione a pimenta-do-reino a gosto e cozinhe por 10 minutos ou até que os legumes estejam macios, mas ainda mantendo a forma. Misture a aletria. Cubra novamente e deixe ferver por mais 5 minutos. Sirva quente.

Sopa de Beterraba e Cenoura
Porções: 5-6
Ingredientes:

4 beterrabas, lavadas e descascadas

2 cenouras, descascadas, fatiadas

2 batatas, descascadas, fatiadas

1 cebola pequena fatiada

2 xícaras de caldo de legumes

2 xícaras de água

3 colheres de sopa de azeite

1 xícara de cebolinha finamente cortada, para servir

Instruções:

Descasque e corte as beterrabas. Aqueça o azeite em uma panela em fogo médio-alto e refogue a cebola e a cenoura até ficarem macias. Adicione a beterraba, batatas, caldo e água. Deixe ferver, em seguida, reduza o fogo e cozinhe, parcialmente coberto, por 30 minutos, ou até que as beterrabas estejam macias. Deixe esfriar um pouco.

Misture a sopa em lotes até ficar homogênea. Devolva-o para panela em fogo baixo e cozinhe, mexendo, por 4-5 minutos, ou até aquecer completamente. Tempere com sal e pimenta. Sirva polvilhado com cebolinhas.

Sopa de Aipo, Maçã e Cenoura
Porções: 4

Ingredientes:

2 talos de aipo picados

1 maçã grande fatiada

1/2 cebola pequena fatiada

3 cenouras picadas

2 dentes de alho amassados

4 xícaras de caldo de legumes

3 colheres de sopa de azeite

1 colher de chá de gengibre em pó

sal e pimenta-do-reino, a gosto

Instruções:

Aqueça o azeite em fogo médio-alto e refogue a cebola, alho, aipo e cenouras por 3-4 minutos, mexendo. Acrescente o gengibre, maçã e caldo de legumes.

Deixe ferver, em seguida, reduza o fogo e cozinhe coberto por 10 minutos. Misture até ficar homogêneo e devolva para a panela. Cozinhe em fogo médio-alto até aquecer completamente. Tempere com sal e pimenta a gosto e sirva.

Sopa de Feijão Branco Estilo Mosteiro
Porções: 6-7

Ingredientes:

2 xícaras de feijão branco

2-3 cenouras

1 cebola grande, finamente picada

1-2 tomates ralados

1 pimentão vermelho picado

1/2 xícara de salsa fresca finamente cortada

1 colher de sopa de hortelã seca

1 colher de sopa de páprica

¼ xícara de óleo de girassol

sal a gosto

Instruções:

Mergulhe o feijão em água fria por 3-4 horas ou durante a noite, escorra e descarte a água.

Cubra o feijão com água fria. Adicione azeite, cenoura picada, cebola e pimentão.

Deixe ferver e cozinhe até que o feijão esteja macio. Adicione os tomates ralados, hortelã, páprica e sal. Cozinhe por outros 15 minutos. Sirva polvilhado com salsa picada.

Sopa de Couve-Flor Cremosa

Porções: 6-7

Ingredientes:

1 cebola, finamente cortada

1 couve-flor de cabeça média picada

2-3 dentes de alho picados

½ xícara de castanhas de caju cruas, mergulhadas em água morna por 1 hora

3 xícaras de caldo de legumes

1 xícara de leite de coco

¼ xícara de azeite

sal a gosto

pimenta-do-reino a gosto

Instruções:

Aqueça o azeite em uma panela grande em fogo médio e refogue suavemente a cebola, a couve-flor e o alho. Adicione o caldo de legumes e ferva a mistura.

Reduza o fogo, cubra e deixe ferver por 30 minutos. Retire a sopa do fogo, adicione as castanhas de caju, leite de coco e misture no liquidificador ou com um misturador de mão. Tempere com sal e pimenta a gosto.

Sopa de Abóbora e Pimentão

Porções: 4

Ingredientes:

1 alho-porro médio picado

250 gramas de abóbora descascada, sem sementes, cortada em pequenos cubos

1/2 pimentão vermelho, cortado em pedaços pequenos

1 lata de tomate, não drenada, esmagada

3 xícaras de caldo de legumes

1/2 colher de chá de cominho

sal e pimenta-do-reino, a gosto

Instruções:

Aqueça o azeite em uma panela média e refogue o alho-porro por 4-5 minutos. Adicione a abóbora e o pimentão e cozinhe, mexendo, por 5 minutos.

Adicione o tomate, o caldo e o cominho e deixe ferver. Cubra, reduza o fogo para baixo e cozinhe, mexendo ocasionalmente, por 30 minutos ou até que os legumes estejam macios. Tempere com sal e pimenta e deixe de lado para esfriar. Misture em lotes e reaqueça para servir.

Sopa de Batata Cremosa

Porções: 6-7

Ingredientes:

4-5 batatas médias, descascadas e cortadas em cubos

2 cenouras fatiadas

1 abobrinha fatiada

1 talo de aipo picado

5 xícaras de água

3 colheres de sopa de azeite

½ colher de chá de alecrim seco

sal e pimenta-do-reino, a gosto

1/2 xícara de salsa fresca, finamente cortada

Instruções:

Aqueça o azeite em fogo médio e refogue os legumes por 2-3 minutos. Adicione 4 xícaras de água, alecrim e deixe a sopa ferver, em seguida, abaixe o fogo e cozinhe até que todos os legumes estejam macios.

Misture a sopa no liquidificador até ficar homogêneo. Sirva quente, temperado com pimenta-do-reino e salsa polvilhados sobre cada porção.

Sopa de Repolho Picado

Porções: 4-5

Ingredientes:

1 cebola, finamente picada

1 repolho pequeno, desfiado

1 cenoura fatiada

1 batata média, descascada e cortada em cubos

1 costela de aipo fatiada

2 tomates picados em cubos

3 xícaras de caldo de legumes

3 colheres de sopa de óleo de girassol

1 colher de chá de cominho

sal a gosto

pimenta-do-reino a gosto

Instruções:

Aqueça o óleo de girassol em fogo médio e refogue suavemente a cebola por 2-3 minutos. Adicione o repolho e refogue, mexendo, por 2-3 minutos. Adicione as cenouras, batatas, aipo, tomates e cominho e mexa novamente.

Adicione o caldo de legumes e deixe a sopa ferver, em seguida, reduza o fogo e cozinhe por 40 minutos. Tempere com sal e pimenta-do-reino a gosto.

Sopa Mediterrânea de Grão-de-bico
Porções: 7-8

Ingredientes:

2 xícaras de grão-de-bico enlatado, escorrido

1 cebola, finamente cortada

2 dentes de alho amassados

1 xícara de tomate em conservas, picados

6 xícaras de caldo de legumes

3 colheres de sopa de azeite

1 folha de louro

½ colher de chá de alecrim esmagado

Instruções:

Refogue a cebola e o alho no azeite em uma panela grande. Adicione caldo, grão-de-bico, tomate, louro e alecrim.

Deixe ferver, em seguida, reduza o fogo e cozinhe por 30 minutos.

Sopa de Cogumelo Selvagem
Porções: 4

Ingredientes:

450 gramas de cogumelos selvagens mistos

1 cebola fatiada

2 dentes de alho amassados

1 colher de chá de tomilho seco

3 xícaras de caldo de legumes

3 colheres de sopa de azeite

sal e pimenta a gosto

Instruções:

Refogue as cebolas e o alho em uma panela grande até ficar transparente. Adicione tomilho e cogumelos.

Mexa e cozinhe por 10 minutos, em seguida, adicione o caldo de legumes e deixe ferver por mais 10-20 minutos. Misture, tempere e sirva.

Sopa de Espinafre

Porções: 4

Ingredientes:

400 gramas de espinafre congelado

1 cebola grande ou 4-5 cebolinhas

1 cenoura fatiada

1/4 de xícara de arroz branco

1-2 dentes de alho cortados

3 xícaras de água

3-4 colheres de sopa de azeite ou óleo de girassol

1 colher de chá de páprica

pimenta-do-reino a gosto

sal a gosto

Instruções:

Aqueça o azeite em uma panela. Adicione a cebola e a cenoura e refogue por alguns minutos, até que esteja amolecida. Adicione o alho picado, páprica e arroz e mexa por um minuto. Retire do fogo.

Adicione o espinafre junto com cerca de 3 xícaras de água quente e tempere com sal e pimenta. Volte a ferver, então reduza o fogo e cozinhe por cerca de 30 minutos.

Sopa de Tomate e Quinoa

Porções: 4

Ingredientes:

4 xícaras de tomates frescos picados ou 2 xícaras de tomate em conserva

1 cebola grande picada

1/3 xícara de quinoa, bem lavada

3 xícaras de água

2 dentes de alho picados

3 colheres de sopa de azeite

1 colher de chá de sal

½ colher de chá de pimenta-do-reino

1 colher de chá de açúcar

1 xícara de salsa fresca finamente cortada

Instruções:

Refogue as cebolas e o alho no azeite em uma panela grande. Quando as cebolas tiverem amolecido, acrescente os tomates e a água e deixe ferver. Abaixe o fogo e cozinhe por 5 minutos.

Misture a sopa e devolva para a panela. Junte a quinoa e o açúcar e deixe ferver novamente; depois, reduza o fogo e cozinhe por 15 minutos, mexendo de vez em quando. Polvilhe com salsa e sirva.

Sopa de Espinafre, Alho-Poró e Quinoa
Porções: 4-5

Ingredientes:

½ xícara de quinoa, muito bem lavada

2 alhos-porós cortados ao meio longitudinalmente e fatiados

1 cebola fatiada

2 dentes de alho picados

1 lata de tomates em cubos (400 gramas), não drenados

2 xícaras de espinafre fresco, cortado

4 xícaras de caldo de legumes

2 colheres de sopa de azeite

sal e pimenta a gosto

Instruções:

Aqueça o azeite de oliva em uma panela grande em fogo médio e refogue a cebola por 2 minutos, mexendo. Adicione alho-poró e cozinhe por mais 2-3 minutos, em seguida, adicione o alho e mexa. Tempere com sal e pimenta-do-reino a gosto.

Adicione o caldo de legumes, tomates em conserva e quinoa. Deixe ferver, em seguida, reduza o fogo e cozinhe por 10 minutos. Junte o espinafre e cozinhe por mais 5 minutos.

Sopa de Quinoa com Legumes
Porções: 6

Ingredientes:

½ xícara de quinoa

1/2 cebola fatiada

1 batata, cortada

1 cenoura cortada em cubos

1 pimentão vermelho picado

2 tomates fatiados

1 abobrinha pequena, descascada e cortada em cubos

4 xícaras de água

1 colher de chá de orégano seco

3-4 colheres de sopa de azeite

pimenta-do-reino a gosto

2 colheres de sopa de suco fresco de limão

Instruções:

Lave bem a quinoa em um coador de malha fina sob água corrente; deixe de lado para secar.

Aqueça o azeite em uma panela grande e refogue suavemente a cebola e a cenoura por 2-3 minutos, mexendo de vez em quando. Adicione em batata, pimentão, tomate, especiarias e água. Misture bem.

Cubra, deixe ferver, abaixe o fogo e cozinhe por 10 minutos. Adicione a quinoa e a abobrinha; tampe e cozinhe por 15 minutos ou até que os legumes estejam macios. Adicione o suco de limão; mexa e sirva.

Receitas Veganas de Prato Principal
Macarrão com Abacate e Rúcula

Porções: 4

Ingredientes:

3 xícaras de macarrão pequeno cozido

½ xícara de milho doce cozido

1 abacate grande, descascado e picado

1 xícara de folhas de rúcula bebê

5-6 folhas de manjericão fresco picado

3 colheres de sopa de azeite

3 colheres de sopa de suco de limão

Instruções:

Bata o azeite, o suco de limão e o manjericão em uma tigela pequena. Tempere com sal e pimenta a gosto.

Junte o macarrão, abacate, milho e rúcula bebê. Adicione a mistura de azeite e bata.

Macarrão Delicioso com Brócolis

Porções: 4

Ingredientes:

3 xícaras de macarrão pequeno cozido

2 xícaras de floretes de brócolis, cozidos

1/3 xícara de nozes picadas

2 dentes de alho picados

10 tomates cereja cortados ao meio

5-6 folhas de manjericão fresco

3 colheres de sopa de azeite

3 colheres de sopa de suco de limão

Instruções:

Combine azeite, suco de limão, alho, nozes, manjericão e brócolis no liquidificador. Tempere com sal e pimenta a gosto e misture até ficar homogêneo.

Combine macarrão, mistura de brócolis e tomates cereja, misture e sirva.

Espaguete Cremoso com Abóbora-Cheirosa

Porções: 4

Ingredientes:

350 gramas de espaguete

3 xícaras de abóbora, descascada, cortada em pedaços pequenos

1/2 cebola pequena fatiada

2 dentes de alho picados

1 cenoura, cortada

1 xícara de caldo de legumes

5-6 sálvia fresca picada

1 colher de chá de páprica

3 colheres de sopa de azeite

sal e pimenta-do-reino, a gosto

Instruções:

Aqueça o azeite em uma frigideira grande e cozinhe a cebola, o alho e a cenoura até ficarem macias. Adicione a páprica e a abóbora e misture bem. Acrescente o caldo de legumes e deixe a mistura ferver, em seguida, reduza o fogo e cozinhe até a abóbora ficar macia, cerca de 15 a 20 minutos. Deixe de lado para esfriar.

Em uma panela grande com água com sal fervida, cozinhe o espaguete de acordo com as instruções da embalagem. Escorra e reserve em uma tigela grande.

Quando a mistura de abóbora esfriar, faça um purê até ficar homogêneo, então tempere com sal e pimenta a gosto.

Combine espaguete, mistura de abóbora e folhas frescas de sálvia, misture e sirva.

Espaguete com Batata-Doce

Porções: 4

Ingredientes:

350 gramas de espaguete

1 batata-doce descascada, fatiada em quartos

1/2 cebola pequena, fatiada

2 dentes de alho picados

1 cenoura, cortada em quatro pedaços

1 chirívia grande, cortada em quatro pedaços

1 colher de sopa de pasta de tomate

1 colher de sopa de alecrim picado

1/2 colher de chá de tomilho

4 colheres de sopa de azeite

1 colher de sopa de vinagre balsâmico

sal e pimenta-do-reino, a gosto

1 xícara de cebolinha finamente cortada, para servir

Instruções:

Arrume as batatas-doces, a cebola, a cenoura e a chirívia em uma assadeira forrada. Ponha azeite, sal, pimenta e vinagre balsâmico. Assado em 190 C até que os legumes estejam macios, cerca de 20 minutos.

Em uma panela grande com água com sal fervida, cozinhe o espaguete de acordo com as instruções da embalagem. Escorra e reserve em uma tigela grande.

Assim que os legumes tenham esfriado, faça um purê deles juntos com a pasta de tomate, tomilho e alecrim. Adicione um pouco de água conforme necessário para que a lâmina possa se mover.

Combine o espaguete com o molho. Adicione água ao espaguete conforme necessário para soltar. Polvilhe com cebolinha picada e sirva.

Jantar Rápido de Arroz Italiano e Abobrinha

Porções: 4-5

Ingredientes:

1 xícara de arroz italiano

2-3 abobrinhas médias, descascadas e em cubos

1/2 cebola

1/2 xícara de vinho branco

3 colheres de sopa de azeite

1 colher de sopa de orégano seco

1/3 xícara de endro fresco, finamente cortado

1 colher de chá de sal

1 colher de chá de pimenta-do-reino

2 colheres de sopa de suco de limão

Instruções:

Cozinhe o arroz italiano de acordo com as instruções da embalagem (em água salgada) e enxague com água fria ao coar. Adicione em uma colher de sopa de azeite, mexa e deixe de lado.

Refogue suavemente a cebola e as abobrinhas em 2 colheres de sopa de azeite, mexendo, até a cebola ficar translúcida. Adicione orégano e vinho branco e cozinhe descoberto em fogo baixo por 10 minutos. Adicione arroz italiano e mexa bem. Adicione o suco de limão, endro e deixe ferver coberto por mais 5 minutos.

Melhor Pizza Vegana

Porções: 4

Ingredientes:

1 massa comprada ou caseira

1/3 xícara de cebola picada

1 xícara de cogumelos picados

1/2 xícara cada de pimentão vermelho e verde picados

1/2 xícara de molho de tomate

1/2 xícara de queijo vegano

2 colheres de sopa de azeite

1/2 colher de chá de orégano

1 colher de chá de manjericão seco

1/2 colher de chá de alho em pó

sal e pimenta-do-reino, a gosto

Instruções:

Aqueça uma frigideira grande em fogo médio e refogue a cebola e os pimentões por 4-5 minutos, até que estejam ligeiramente torrados. Adicione os cogumelos, alho em pó, orégano e manjericão e refogue por mais 5 minutos. Tempere com sal e pimenta-do-reino a gosto.

Estenda a massa em uma superfície enfarinhada e transfira para uma assadeira redonda de 12 polegadas revestida de papel manteiga ou uma pedra para pizza.

Cubra com molho de tomate fresco ou enlatado, queijo vegano e os legumes refogados.

Asse por 25-30 minutos em forno preaquecido a 230 C ou até que a massa fique dourada e o molho esteja borbulhante. Deixe descansar por 5 minutos antes de cortar e, em seguida, sirva imediatamente.

Ensopado de Berinjela e Grão-de-Bico
Porções: 4

Ingredientes:

2-3 berinjelas, descascadas e cortadas em cubos

1 cebola fatiada

2-3 dentes de alho amassados

200 gramas de grão-de-bico enlatado, escorrido

200 gramas de tomates enlatados, não drenados, em cubos

1 colher de sopa de páprica

1/2 colher de chá de canela

1 colher de chá de cominho

3 colheres de sopa de azeite

sal e pimenta a gosto

Instruções:

Descasque e pique as berinjelas. Aqueça o azeite em uma frigideira grande e funda e refogue as cebolas e o alho amassado. Acrescente a páprica, o cominho e a canela. Mexa bem para cobrir uniformemente. Refogue por 3-4 minutos até que as cebolas tenham amolecido.

Adicione a berinjela, tomate e grão-de-bico. Deixe ferver, abaixe o fogo e cozinhe, coberto, por 15 minutos, ou até que a berinjela esteja macia.

Tire a tampa e cozinhe por mais alguns minutos até que o líquido evapore.

Ensopado de Ervilha Verde e Cogumelos
Porções: 4

Ingredientes:

1 xícara de ervilhas verdes (frescas ou congeladas)

4 cogumelos grandes fatiados

3 cebolinhas picadas

1-2 dentes de alho

4 colheres de sopa de óleo de girassol

1/2 xícara de água

1/2 xícara de endro finamente picado

sal e pimenta-do-reino, a gosto

Instruções:

Em uma panela, refogue cogumelos, cebolinha e alho. Adicione as ervilhas verdes e cozinhe por 10 minutos até ficarem macias.

Quando pronto, polvilhe com endro e sirva.

Ensolado de Alho-Poró e Tomate
Porções: 5-6

Ingredientes:

450 gramas de alhos-porós, cortados em anéis

1/2 xícara de caldo de legumes

2 colher de sopa de pasta de tomate

4 colheres de sopa de óleo de girassol

1 colher de sopa de hortelã seca

sal a gosto

pimenta moída a gosto

Instruções:

Aqueça o azeite em uma panela grande ou frigideira. Adicione o alho-poró, sal, pimenta e refogue, mexendo, por 5 minutos. Adicione o caldo de legumes e deixe ferver.

Cubra e cozinhe em fogo baixo, mexendo bastante, por cerca de 10-15 minutos ou até que o alho-poró esteja macio. Junte a pasta de tomate e a hortelã seca, levante o fogo para médio, descubra e cozinhe por 5 minutos.

Ensopado de Batata e Alho-Poró
Porções: 4

Ingredientes:

350 gramas de batatas, em cubos

2-3 alhos-porós cortados em anéis grossos

5-6 colheres de sopa de azeite

1 xícara de água

1/2 xícara de salsa finamente cortada

1 colher de chá de páprica

sal e pimenta-do-reino, a gosto

Instruções:

Aqueça o azeite em uma panela grande ou frigideira. Adicione o alho-poró, a páprica, o sal e a pimenta e refogue por 2-3 minutos, mexendo. Adicione batatas e água. A água deve cobrir os legumes.

Deixe ferver e cozinhe até que os legumes estejam macios. Polvilhe com a salsa picada e sirva.

Espinafre com Arroz

Porções: 4

Ingredientes:

650 gramas de espinafre fresco, lavado, escorrido e picado

1/2 xícara de arroz

1 cebola fatiada

1 cenoura ralada

5 colheres de sopa de azeite

2 xícaras de água

Instruções:

Aqueça o azeite em uma frigideira grande e cozinhe as cebolas até ficarem macias.

Adicione páprica, cenoura e arroz e mexa. Adicione duas xícaras de água morna, mexendo constantemente, enquanto o arroz absorve, e cozinhe por 10 minutos.

Lave o espinafre cortado em tiras e adicione ao arroz e cozinhe até que murche. Retire do fogo e tempere a gosto.

Ensopado de Vegetais Ricos

Porções: 6

Ingredientes:

3-4 batatas, descascadas e cortadas em cubos

2 tomates picados em cubos

2 cenouras fatiadas

1 cebola, finamente picada

1 abobrinha, descascada e cortada

1 berinjela descascada e cortada

1 talo de aipo picado

1/2 xícara de ervilhas verdes congeladas

1/2 vagem, congelada

3 colheres de sopa de óleo de girassol

1 ramo de salsa

1 colher de chá de pimenta-do-reino

1 colher de chá de sal

Instruções:

Em uma panela funda, refogue a cebola picada, cenoura e aipo em um pouco de óleo. Adicione as ervilhas, a vagem, a pimenta-do-reino e mexa bem. Despeje 1 xícara de água, cubra e deixe ferver.

Após 15 minutos, adicione as batatas em cubos, a abobrinha, a berinjela e o tomate.

Transfira tudo para uma assadeira refratária, polvilhe com salsa e asse por cerca de 30 minutos a 180 C.

Feijão Assado Robusto

Porções: 8-10

Ingredientes:

1 1/2 feijão branco seco

2 cebolas médias

1 pimentão vermelho picado

1 cenoura fatiada

1/4 xícara de óleo de girassol

1 colher de chá de páprica

1 colher de chá de pimenta-do-reino

1 colher de sopa de farinha

½ ramo de salsa e hortelã frescos

1 colher de chá de sal

Instruções:

Lave os feijões e mergulhe-os na água durante a noite. De manhã, descarte a água, despeje água fria o suficiente para cobrir os feijões, acrescente uma das cebolas, descascada, mas deixada inteira. Cozinhe até que os feijões fiquem macios, mas não se desfazendo. Se restar muita água, escorra os feiões.

Pique a outra cebola e frite-a numa frigideira, juntamente com o pimentão picado e a cenoura. Acrescente a páprica, a farinha e os feijões.

Mexa bem e despeje a mistura em uma assadeira junto com um pouco de salsa, hortelã e sal. Asse em forno preaquecido a 180 C por 20 minutos. Os feijões não devem estar muito secos. Sirva quente.

Pimentões Recheados com Arroz

Porções: 4-5

Ingredientes:

8 pimentões, sem miolo e sem sementes

11/2 xícaras de arroz

2 cebolas picadas

1 tomate picado

1/2 xícara de salsa fresca picada

3 colheres de sopa de azeite

1 colher de sopa de páprica

Instruções:

Aqueça o azeite e refogue as cebolas por 2-3 minutos. Acrescente a páprica, o arroz, o tomate picado e tempere com sal e pimenta. Adicione ½ xícara de água quente e cozinhe o arroz, mexendo, até que a água seja absorvida.

Recheie cada pimentão com a mistura de arroz usando uma colher. Cada pimentão deve estar ¾ cheio. Arrume os pimentões em uma assadeira funda e coloque água morna até encher.

Cubra e leve ao forno por cerca de 20 minutos a 180 C. Descubra e cozinhe por mais 15 minutos até que os pimentões estejam bem cozidos.

Pimentões Recheados com Feijão

Porções: 5

Ingredientes:

10 pimentões vermelhos secos

1 xícara de feijão branco seco

1 cebola, finamente cortada

3 dentes de alho picados

2 colheres de sopa de farinha

1 cenoura fatiada

1 xícara de salsa fresca, finamente cortada

1/2 xícara de nozes trituradas

1 colher de chá de páprica

sal

Instruções:

Coloque os pimentões secos em água morna e deixe por 1 hora.

Cozinhe os feijões. Refogue suavemente a cebola e a cenoura e misture com os feijões cozidos. Adicione a salsa finamente picada e as nozes. Mexa.

Escorra os pimentões, em seguida, encha-os com a mistura de feijão e coloque em uma assadeira, cobrindo as aberturas com farinha para selá-las durante o cozimento. Asse por cerca de 30 minutos a 180 C

Folhas de Videira Recheadas

Porções: 6

Ingredientes:

650 gramas de folhas de videira enlatadas

2 xícaras de arroz

2 cebolas picadas

2-3 dentes de alho picados

1/2 xícara de groselha

1/2 xícara de salsa fresca, finamente cortada

1/2 xícara de endro fresco, finamente cortado

1 limão, apenas o suco

1 colher de chá de hortelã seca

1 colher de chá de sal

1 colher de chá de pimenta-do-reino

6 colheres de sopa de azeite virgem

Instruções:

Aqueça 3 colheres de azeite em uma frigideira e refogue a cebola e o alho até dourar. Adicione o arroz lavado e escorrido, a groselha, endro e salsa e refogue, mexendo. Adicione o suco de limão, pimenta-do-reino, hortelã seca e sal.

Coloque uma folha de videira sobre uma tábua de cortar, com o talo na sua direção e a veia virada para cima. Coloque cerca de 1 colher de chá de recheio no centro da folha e na direção da borda inferior. Dobre a parte inferior da folha sobre o recheio e, em seguida, puxe os lados para dentro e para o meio, enrolando a folha para cima. As folhas da videira devem estar bem dobradas, formando um embrulho limpo. O recheio deve estar compacto e uniformemente distribuído.

Cubra o fundo de uma panela com folhas de videira e arrume as folhas de videira recheadas, juntando-as firmemente por cima. Despeje um pouco de água, até um pouco abaixo do nível das folhas recheadas. Coloque um prato refratário pequeno e plano virado para baixo no topo, para evitar o espalhamento.

Cubra com uma tampa, deixe ferver, depois reduza o fogo e cozinhe por cerca de uma hora, verificando ocasionalmente para que o fundo da panela não queime. Sirva quente ou frio.

Folhas de Repolho Recheadas

Porções: 8

Ingredientes:

20-30 folhas de repolho em conserva

1 cebola, finamente cortada

2 alhos-porós picados

1 1/2 xícara de arroz branco

1/2 xícara de groselha

1/2 xícara de amêndoas, descascadas e picadas

2 colheres de chá de páprica

1 colher de sopa de hortelã seca

1/2 colher de chá de pimenta-do-reino

½ xícara de azeite de oliva

sal a gosto

Instruções:

Refogue a cebola e o alho-poró no azeite por cerca de 2-3 minutos. Junte a páprica, a pimenta-do-reino e o arroz e continue refogando até que o arroz esteja translúcido. Retire do fogo e junte a groselha, as amêndoas picadas e a hortelã. Adicione sal apenas se as folhas do repolho não estiverem muito salgadas.

Em uma panela grande, coloque algumas folhas de repolho na base. Coloque uma folha de repolho em um prato grande com a parte mais grossa mais próxima de você. Coloque 1-2 colheres de chá da mistura de arroz e dobre sobre cada borda para criar um pacote parecido com uma salsicha. Coloque na panela, fazendo duas ou três camadas.

Cubra com algumas folhas de repolho e despeje um pouco de água fervente para que o nível de água permaneça abaixo da camada superior das folhas de repolho. Cubra com um prato pequeno de cabeça para baixo para evitar o espalhamento.

Deixe ferver, em seguida, abaixe o fogo e cozinhe por cerca de 40 minutos. Sirva morno ou em temperatura ambiente.

Ensopado de Vagem e Batata
Porções: 5-6

Ingredientes:

2 xícaras de vagens, frescas ou congeladas

2 cebolas picadas

3-4 batatas, descascadas e cortadas em cubos

2 cenouras cortadas

4 dentes de alho amassados

1 xícara de salsa fresca picada

1/2 xícara de endro fresco, finamente picado

4 colheres de sopa de azeite

1/2 xícara de água

2 colheres de chá de pasta de tomate

sal e pimenta a gosto

Instruções:

Aqueça o azeite em uma panela funda e refogue suavemente a cebola e o alho. Adicione a vagem e os ingredientes restantes.

Cubra e cozinhe em fogo médio por cerca de uma hora ou até que todos os legumes estejam macios. Verifique após 30 minutos; adicione mais água, se necessário. Sirva polvilhado com endro fresco.

Ensopado de Repolho e Arroz
Porções: 4

Ingredientes:

1 xícara de arroz branco de grãos longos

2 xícaras de água

2 colheres de sopa de azeite

1 cebola pequena fatiada

1 dente de alho esmagado

1/4 de cabeça de repolho, sem o miolo e desfiada

2 tomates picados em cubos

1 colher de sopa de páprica

1/2 xícara de salsa, finamente cortada

sal e pimenta-do-reino, a gosto

Instruções:

Aqueça o azeite em uma panela grande. Adicione a cebola e o alho e cozinhe até ficar transparente. Adicione páprica, arroz e água, mexa e deixe ferver. Cozinhe por 10 minutos.

Adicione o repolho, os tomates e ferva por cerca de 20 minutos, mexendo ocasionalmente, até que o repolho cozinhe. Tempere com sal e pimenta e sirva polvilhado com salsa.

Arroz com Alho-Poró e Azeitonas
Porções: 4-6

Ingredientes:

6 alhos-porros grandes, limpos e cortados em pedaços pequenos (cerca de 6-7 xícaras de alho-poró fatiado)

1 cebola grande, cortada

20 azeitonas pretas sem caroço, picadas

1/2 xícara de água quente

1/4 de xícara de azeite

1 xícara de arroz

2 xícaras de água fervente

pimenta-do-reino a gosto

Instruções:

Em uma panela grande, refogue o alho-poró e cebola no azeite por 4-5 minutos. Corte e adicione as azeitonas e 1/2 xícara de água. Diminua a temperatura, cubra a panela e cozinhe por 5 minutos, mexendo ocasionalmente.

Adicione o arroz e 2 xícaras de água quente, deixe ferver, cubra e cozinhe por mais 15 minutos, mexendo ocasionalmente. Retire do fogo e deixe "descansar" por 30 minutos antes de servir, para que o arroz possa absorver qualquer líquido restante.

Ensopado de Arroz e Tomate
Porções: 6-7

Ingredientes:

1 xícara de arroz

1 cebola grande fatiada

2 xícaras de tomate em conservas, cortados em cubos ou 5 grandes tomates maduros

1 colher de sopa de páprica

1/4 de xícara de azeite

1 colher de chá segurelha

½ xícara de salsa fresca, finamente cortada

1 colher de chá de açúcar

Instruções:

Lave e escorra o arroz. Em uma panela grande, refogue a cebola no azeite por 4-5 minutos. Adicione a páprica e o arroz, mexendo constantemente até o arroz ficar transparente.

Misture 2 xícaras de água quente e os tomates. Misture bem e tempere com sal, pimenta, segurelha e uma colher de chá de açúcar para neutralizar o sabor ácido dos tomates. Cozinhe em fogo médio por cerca de 20 minutos. Quando pronto polvilhe com salsa.

Couve-flor Assada

Porções: 4

Ingredientes:

1 couve-flor média, cortada em floretes

4 dentes de alho levemente amassados

1 colher de chá de alecrim fresco

sal e pimenta-do-reino, a gosto

1/4 de xícara de azeite

Instruções:

Misture azeite de oliva, alecrim, sal, pimenta e alho juntos. Adicione a couve-flor e coloque em uma assadeira em uma camada.

Asse em forno preaquecido a 180 C por 20 minutos; mexa e asse por mais 10 minutos.

Batatas Novas com Ervas

Porções: 4-5

Ingredientes:

900 gramas de pequenas batatas novas

5 colheres de sopa de azeite

1 colher de sopa de hortelã seca

1 colher de sopa de salsa picada

1 colher de sopa de alecrim

1 colher de sopa de orégano

1 colher de sopa de endro

1 colher de chá de sal

1 colher de chá de pimenta-do-reino

Instruções:

Lave as batatas jovens, corte-as ao meio se forem muito grandes, e coloque-as em uma assadeira.

Despeje o azeite sobre as batatas. Tempere com as ervas, sal e pimenta e misture para cobrir uniformemente. Asse por 30-40 minutos a 180 C.

Assado de Batata e Abobrinha
Porções: 6

Ingredientes:

450 gramas de batatas, descascadas e cortadas em rodelas

5 abobrinhas, descascadas e cortadas em rodelas

2 cebolas fatiadas

3 tomates em purê

½ xícara de água

4 colheres de sopa de azeite

1 colher de chá de orégano seco

1/3 xícara de folhas de salsa fresca picada

sal e pimenta-do-reino, a gosto

Instruções:

Coloque batatas, abobrinhas e cebolas em uma assadeira refratária grande e rasa.

Despeje o azeite e os tomates em purê. Adicione sal e pimenta moída a gosto e misture tudo. Adicione água.

Asse em forno preaquecido a 180 C por uma hora, mexendo na metade.

Caçarola de Quiabo e Tomate

Porções: 4-5

Ingredientes:

450 gramas de quiabo, extremidades da haste aparadas

4 tomates grandes, cortados em fatias

3 dentes de alho picados

3 colheres de sopa de azeite

1 colher de chá de sal

pimenta-do-reino a gosto

Instruções:

Em uma caçarola grande, misture o quiabo aparado, tomate fatiado, azeite e alho picado. Adicione sal e pimenta e misture. Asse em forno preaquecido a 180 C por 45 minutos, ou até que o quiabo esteja macio.

Couve-flor Assada

Porções: 4

Ingredientes:

1 couve-flor média, cortada em floretes

4 dentes de alho levemente amassados

1 colher de chá de alecrim fresco

sal e pimenta-do-reino, a gosto

1/4 de xícara de azeite

Instruções:

Misture azeite de oliva, alecrim, sal, pimenta e alho juntos. Adicione a couve-flor e coloque em uma assadeira em uma camada.

Asse em forno preaquecido a 180 C por 20 minutos; mexa e asse por mais 10 minutos.

Couves de Bruxelas Assadas
Porções: 4-5

Ingredientes:

650 gramas de couve de Bruxelas, lavada

1 colher de sopa de segurelha-anual

3 colheres de sopa de azeite

3 colheres de sopa de vinagre balsâmico

sal e pimenta-do-reino, a gosto

Instruções:

Preaqueça o forno a 200 C. Coloque as couves de Bruxelas inteiras em uma tigela. (Se eles forem muito grandes corte ao meio). Acrescente o azeite, o vinagre balsâmico e segurelha-anual e misture bem.

Tempere com sal e pimenta. Coloque as couves de Bruxelas em uma assadeira e asse por 35 minutos, mexendo algumas vezes, ou até ficar macio. Sirva quente.

Abóbora-cheirosa Assada

Porções: 4

Ingredientes:

½ abóbora, descascada, sementes removidas, carne picada

2 dentes de alho finamente picados

2 raminhos de alecrim fresco, apenas as folhas

3-4 colheres de sopa de azeite

sal e pimenta-do-reino, a gosto

Instruções:

Preaqueça o forno a 180 C. Coloque os pedaços de abóbora em uma assadeira e espalhe o alecrim e o alho picado.

Regue com azeite e tempere, a gosto, com sal e pimenta-do-reino moída. Transfira para o forno e asse por 12-15 minutos, ou até que a abóbora fique macia e dourada.

Corações de Alcachofra Assados

Porções: 4

Ingredientes:

2 latas de corações de alcachofra

4 dentes de alho, cortados em quatro pedaços

2 colheres de sopa de azeite

1 colher de chá de segurelha-anual

sal e pimenta a gosto

2-3 colheres de sopa de suco de limão, para servir

Instruções:

Preaqueça o forno a 180 C. Escorra os corações de alcachofra e lave-os bem. Coloque-os em uma tigela e misture com alho, segurelha e azeite.

Organize corações de alcachofra em uma assadeira e leve ao forno por cerca de 45 minutos, virando algumas vezes, se desejar. Tempere com sal e pimenta e sirva com suco de limão.

Beterrabas Fritas

Porções: 4

Ingredientes:

3 beterrabas, cortadas em tiras

3 colheres de sopa de azeite

1 xícara de cebolinha finamente cortada

2 dentes de alho amassados

1 colher de chá de sal

Instruções:

Forre uma assadeira com papel manteiga. Lave e descasque as beterrabas e corte-as em tiras semelhantes a batatas fritas. Coloque as beterrabas com azeite, cebolinha, alho e sal.

Arrume as beterrabas em uma assadeira preparada e coloque-as em um forno preaquecido a 220 C por 25-30 minutos, virando na metade.

Espetos de Legumes Grelhados

Porções: 4

Ingredientes:

1 pimentão vermelho

1 pimentão verde

3 abobrinhas, cortadas ao meio longitudinalmente e fatiadas

3 cebolas, cortadas em quatro pedaços

12 cogumelos médios, inteiros

2 dentes de alho amassados

2 colheres de sopa de azeite

1 colher de chá de segurelha-anual

1 colher de chá de cominho

1 alecrim fresco, só folhas

sal e pimenta-do-reino moída, a gosto

Instruções:

Tire as sementes e corte os pimentões em pedaços. Divida entre 6 espetos enfiando alternadamente com as abobrinhas, cebolas e cogumelos. Separe os espetos em um prato raso.

Misture o alho esmagado com as ervas, cominho, sal, pimenta-do-reino e azeite.

Role cada espeto na mistura. Cozinhe-os em uma churrasqueira ou churrasqueira char, virando ocasionalmente, até ficar levemente torrado.

Cafés da Manhã e Sobremesas Veganas
Café da Manhã de Quinoa e Passas

Porções: 2

Ingredientes:

½ xícara de quinoa

1 xícara de água

1 colher de sopa de açúcar mascavo

1 colher de chá de canela

½ colher de chá de baunilha

½ colher de chá de semente de linhaça moída

2 colheres de sopa de nozes ou amêndoas picadas

2 colheres de sopa de passas

Instruções:

Lave a quinoa e escorra. Coloque água e quinoa em uma panela pequena e deixe ferver. Adicione canela e baunilha.

Reduza o fogo para baixo e cozinhe por cerca de 15 minutos mexendo sempre. Quando estiver pronto, coloque uma porção de quinoa em uma tigela, regue com açúcar mascavo e cubra com sementes de linhaça, passas e nozes trituradas.

Café da manhã Cítrico com Quinoa

Porções: 2

Ingredientes:

½ xícara de quinoa

1 xícara de água

1 laranja, descascada, cortada em pedaços pequenos

2 colheres de sopa de amêndoas picadas

2 colheres de sopa de oxicocos

1 colher de chá de raspa da casca de limão

½ colher de chá de baunilha

Instruções:

Lave a quinoa e escorra. Coloque água e quinoa em uma panela pequena e deixe ferver. Adicione baunilha e as raspas da casca de limão.

Reduza o fogo para baixo e cozinhe por cerca de 15 minutos mexendo sempre.

Quando estiver pronto, coloque uma porção da quinoa em uma tigela e cubra com segmentos de laranja, oxicocos e amêndoas.

Pasta de Azeitona e Abacate no Pão de Centeio Torrado

Porções: 4

Ingredientes:

1 abacate, descascado e finamente picado

2 colheres de sopa de pasta de azeitona preta

1 colher de sopa de suco de limão

Instruções:

Amasse os abacates com um garfo ou espremedor de batatas até quase ficar homogêneo. Adicione a pasta de azeitona preta e suco de limão. Tempere com sal e pimenta a gosto. Misture bem.

Torre 4 fatias de pão de centeio até dourar. Passe 1/4 da mistura de abacate em cada fatia de pão.

Sanduíches de Abacate, Alface e Tomate
Porções: 2

Ingredientes:

4 fatias de pão de trigo integral

1 colher de sopa de pesto de manjericão vegano

2 folhas grandes de alface

1/2 tomate, em fatias finas

1/2 abacate, descascado e fatiado

6 fatias de pepino

Instruções:

Espalhe o pesto nas quatro fatias de pão.

Faça duas fatias com uma folha de alface, duas fatias de tomate, duas fatias de abacate e três fatias de pepino.

Cubra com as fatias de pão restantes. Corte sanduíches ao meio e sirva.

Sanduíches de Abacate e Grão-de-Bico
Porções: 4

4 fatias de pão de centeio

1/2 lata de grão-de-bico, escorrido

1 abacate

2-3 cebolinhas finamente picadas

1/2 tomate, em fatias finas

1/3 colher de chá de cominho

sal a gosto

Instruções:

Amasse o abacate e grão-de-bico com um garfo ou espremedor de batata até ficar homogêneo. Adicione as cebolinhas, cominho e sal e misture bem.

Espalhe esta mistura nas quatro fatias de pão. Cubra cada fatia com tomate e sirva.

Batido de Verduras de Inverno
Porções: 2

Ingredientes:

2 brócolis, congelados

1½ xícara de água de coco

½ banana

½ xícara de abacaxi

1 xícara de espinafre fresco

2 folhas de couve

Instruções:

Coloque os ingredientes no liquidificador e bata até ficar homogêneo. Aproveite!

Batido Delicioso de Couve

Porções: 2

Ingredientes:

2-3 cubos de gelo

1½ xícara de suco de maçã

3-4 folhas de couve

1 maçã cortada

1 xícara de morangos

½ colher de chá de cravo

Instruções:

Coloque os ingredientes no liquidificador e bata até ficar homogêneo.

Batido de Cereja

Porções: 2

Ingredientes:

2-3 cubos de gelo

1½ xícara de leite de amêndoa ou coco

1½ xícara de cerejas sem caroço e congeladas

½ abacate

1 colher de chá de canela

1 colher de chá de sementes de chia

Instruções:

Combine todos os ingredientes no liquidificador e processe até ficar homogêneo. Aproveite!

Batido de Banana e Coco
Porções: 2

Ingredientes:

1 banana congelada fatiada

1½ xícara de água de coco

2-3 pequenos floretes de brócolis

1 colher de sopa de manteiga de coco

Instruções:

Adicione todos os ingredientes ao liquidificador e misture até que o batido tenha uma consistência fina e uniforme. Aproveite!

Torta de Nozes Veganas

Porções: 15

Ingredientes:

400 gramas de massa filo

1 xícara de nozes moídas

2/3 xícara de margarina vegana, derretida ou óleo de girassol

Para a calda:

2 xícaras de açúcar

2 xícaras de água

1 colher de sopa de pó de baunilha

2 colheres de sopa de raspa da casca de limão

Instruções:

Unte uma assadeira e coloque 2-3 camadas de massa. Esmague as nozes e espalhe algumas uniformemente sobre a massa. Coloque mais duas camadas da massa filo por cima.

Repita até que todas as camadas de massa e nozes estejam usadas. Sempre termine com algumas camadas de massa por cima.

Corte a torta na bandeja em pequenos quadrados. Derreta a margarina e despeje sobre a torta. Asse em forno preaquecido a 180 C até ficar marrom claro. Quando estiver pronto, deixe esfriar.

a calda: Misture a água e o açúcar em uma panela. Adicione a baunilha e raspa da casca de limão e deixe ferver, então abaixe o fogo e cozinhe por cerca de 5 minutos até que a calda esteja quase espessa. Despeje a calda quente sobre a torta cozida fria, deixe repousar por pelo menos 1-2 dias até secar completamente.

Maçãs Assadas

Porções: 4

Ingredientes:

8 maçãs de tamanho médio

1/3 xícara de nozes, esmagadas

3/4 de xícara de açúcar

3 colheres de sopa de passas, encharcadas

baunilha, canela de acordo com o gosto

Instruções:

Descasque e cuidadosamente tire o miolo das maçãs. Prepare o recheio misturando 3/4 de xícara de açúcar, nozes esmagadas, passas e canela.

Recheie as maçãs e coloque em um prato oleado, despeje 1-2 colheres de sopa de água e asse em forno moderado. Sirva quente.

Bolo de Maçã

Porções: 12

Ingredientes:

4-5 maçãs médias, fatiadas, cozidas e esmagadas

1 xícara de nozes picadas

1/2 xícara de cidra de maçã

1/2 xícara de óleo de girassol

3 1/2 xícaras de farinha

1 1/2 xícaras de açúcar

1 colher de sopa de fermento

1/2 colher de chá de bicarbonato de sódio

uma pitada de sal

1 colher de chá de canela

1/2 colher de chá de cardamomo moído

1/2 colher de chá de cravo moído

Instruções:

Combine farinha, fermento em pó, bicarbonato de sódio e sal.

Em outra tigela, junte o açúcar, óleo vegetal e cidra de maçã, até misturar bem. Adicione as especiarias e mexa novamente. Em uma tigela menor, amasse as maçãs cozidas. Adicione as maçãs aos ingredientes líquidos e misture bem.

Adicione ingredientes secos aos ingredientes molhados, mexendo. Adicione as nozes e misture tudo bem.

Espalhe a massa uniformemente em uma assadeira forrada de 9 × 13″. Asse em forno preaquecido a 180 C por 40 minutos. Quando completamente resfriado, polvilhe com açúcar em pó.

Abóbora Assada com Frutas Secas

Porções: 5-6

Ingredientes:

650 gramas de abóbora, cortada em pedaços médios

1 xícara de frutas secas (damascos, ameixas, maçãs, passas)

1/2 xícara de açúcar mascavo

Instruções:

Mergulhe a fruta seca em um pouco de água, escorra e descarte a água. Corte a abóbora em cubos médios.

No fundo de uma panela, coloque uma camada de pedaços de abóbora, depois uma camada de fruta seca e novamente uma de abóbora. Adicione um pouco de água.

Cubra a panela e deixe ferver. Cozinhe até não restar mais água. Quando quase pronto adicione o açúcar. Sirva quente ou frio.

Folhado de Abóbora

Porções: 8

Ingredientes:

400 gramas de massa filo

400 gramas de abóbora

1 xícara de nozes picadas

1/2 xícara de açúcar

6 colheres de sopa de óleo de girassol

1 colher de sopa de canela

1 colher de chá de baunilha

1/3 xícara de açúcar em pó

Instruções:

Rale a abóbora e cozinhe no vapor até ficar macia. Deixe esfriar e adicione as nozes, o açúcar, a canela e a baunilha. Coloque algumas camadas de massa na assadeira, polvilhe com óleo e espalhe o recheio por cima.

Repita isso algumas vezes, terminando com uma camada de massa. Asse por 20 minutos em fogo médio. Deixe a torta de abóbora esfriar e polvilhe com o açúcar em pó.

Folhado de Maçã

Porções: 8

Ingredientes:

400 gramas de massa filo

5-6 maçãs descascadas e cortadas

11/2 xícara de nozes picadas

2/3 xícara de açúcar

6 colheres de sopa de óleo

1 colher de sopa de canela

1/2 colher de chá de extrato de baunilha

1/3 xícara de açúcar em pó

Instruções:

Corte as maçãs em pequenos pedaços e misture com as nozes, o açúcar, a canela e a baunilha. Coloque algumas camadas de massa na assadeira, polvilhe com óleo e espalhe o recheio por cima.

Repita isso algumas vezes, terminando com uma camada de massa. Asse por 20 minutos em fogo médio. Deixe a massa de maçã esfriar e polvilhe com o açúcar em pó.

Bolo de Abóbora

Porções: 12

Ingredientes:

2 xícaras de abóbora ralada

11/2 xícara de açúcar

1 colher de chá de canela

1/2 xícara de óleo de girassol

1 xícara de água quente

1 xícara de nozes moídas

3 xícaras de farinha

1 colher de sopa de fermento

1/3 xícara de açúcar em pó

Instruções:

Combine açúcar e abóbora ralada com canela e deixe por 15 minutos para absorver o aroma. Adicione o óleo e misture bem com um garfo. Adicione a água morna e as nozes moídas, mexendo bem. Misture bem o fermento com a farinha e acrescente vagarosamente à massa.

Preaqueça o forno a 180 C. Despeje a massa em uma assadeira untada e com farinha com 9 × 13″. Asse por cerca de 35 minutos. Quando estiver pronto e frio, vire em um prato e polvilhe com açúcar em pó.

Bolo Vegano da Vovó

Porções: 12

Ingredientes:

1/2 xícara de açúcar

1 xícara de geleia de frutas

1 xícara de água fria

1/2 xícara de óleo vegetal

1 xícara de nozes trituradas

1 colher de chá de bicarbonato de sódio

21/2 xícaras de farinha

1 colher de chá de pó de baunilha

½ colher de chá de canela

Instruções:

Combine o bicarbonato de sódio com a geleia e deixe por 10 min. Adicione açúcar, água, óleo, nozes e farinha nessa ordem.

Misture bem e coloque uma forma redonda de 10 x 2 polegadas.

Asse em forno preaquecido a 180 C. Quando estiver pronto e frio, vire em um prato e polvilhe com açúcar em pó.

RECEITAS BÔNUS GRÁTIS: 10 Receitas de Geleia Ridiculamente Fáceis que Qualquer um Pode Fazer
Uma Geleia de Morango Diferente
Faz 6-7 frascos de 300 gramas

Ingredientes:

1.800 gramas de morangos frescos pequenos (sem a haste e limpos)

5 xícaras de açúcar

1 xícara de água

2 colheres de sopa de suco de limão ou 1 colher de chá de ácido cítrico

Instruções:

Misture a água e o açúcar e deixe ferver. Ferva o xarope de açúcar por 5-6 minutos e depois lentamente coloque os morangos limpos. Mexa e deixe ferver novamente. Abaixe o fogo e cozinhe, mexendo e tirando qualquer espuma do topo uma ou duas vezes.

Coloque uma pequena quantidade da geleia em um prato e espere um minuto para ver se ela engrossou. Se tiver gelificado o suficiente, desligue o fogo. Se não, continue fervendo e teste a cada 5 minutos até estar pronto. Dois ou três minutos antes de remover a geleia do fogo, adicione o suco de limão ou ácido cítrico e mexa bem.

Coloque a geleia quente nos frascos até 3 milímetros do topo. Coloque a tampa no topo e vire o frasco de cabeça para baixo. Continue até que todos os frascos estejam cheios e de cabeça para baixo. Deixe a geleia esfriar completamente antes de virar para cima. Pressione a tampa para verificar se ela está selada. Se uma das tampas dos frascos subir, o frasco não está lacrado–guarde-o na geladeira.

Geleia de Framboesa
Faz 4-5 frascos de 300 gramas

Ingredientes:

4 xícaras de framboesas

4 xícaras de açúcar

1 colher de chá de extrato de baunilha

1/2 colher de chá de ácido cítrico

Instruções:

Lave e escorra delicadamente as framboesas. Esmague-os levemente com um espremedor de batatas, um amassador de papinhas ou um processador de alimentos. Não faça purê, é melhor ter pedaços de fruta. Peneire metade da polpa de framboesa para remover algumas das sementes. Combine açúcar e framboesas em uma panela larga e de fundo grosso e ferva a mistura, mexendo sempre. Tire qualquer espuma que sobe à superfície. Ferva até a geleia ficar com a consistência certa.

Teste colocando uma pequena gota em um prato frio – se a geleia estiver consistente, ela irá enrugar quando levar um pequeno cutucão com o dedo. Adicione o ácido cítrico, baunilha e mexa. Cozinhe por mais 2-3 minutos, depois coloque em potes quentes. Vire de cabeça para baixo ou processe 10 minutos em água fervente.

Geleia de Framboesa-Pêssego
Faz 4-5 frascos de 300 gramas

Ingredientes:

900 gramas de pêssegos

1 1/2 xícara de framboesas

4 xícaras de açúcar

1 colher de chá de ácido cítrico

Instruções:

Lave e corte os pêssegos. Limpe as framboesas e combine-as com os pêssegos em uma panela grande e de fundo grosso. Cubra com açúcar e reserve por algumas horas ou durante a noite. Ferva a fruta e o açúcar em fogo médio, mexendo ocasionalmente. Remova qualquer espuma que suba para a superfície.

Ferva até a geleia ficar com a consistência certa. Adicione o ácido cítrico e mexa. Cozinhe por mais 2-3 minutos, depois coloque em potes quentes. Vire de cabeça para baixo ou processe 10 minutos em água fervente.

Geleia de Mirtilo
Faz 4-5 frascos de 300 gramas

Ingredientes:

4 xícaras de açúcar granulado

3 xícaras de mirtilos (congelados e descongelados ou frescos)

3/4 de xícara de mel

2 colheres de sopa de suco de limão

1 colher de chá de raspa da casca de limão

Instruções:

Lave e escorra os mirtilos com cuidado. Esmague-os levemente com um espremedor de batatas, um amassador de papinhas ou um processador de alimentos. Adicione o mel, o suco de limão e raspa da casca de limão e deixe ferver em fogo médio-alto. Ferva por 10-15 minutos, mexendo de vez em quando. Ferva até a geleia ficar com a consistência certa.

Teste colocando uma pequena gota em um prato frio – se a geleia estiver consistente, ela irá enrugar quando levar um pequeno cutucão com o dedo. Limpe qualquer espuma e coloque a geleia em frascos. Feche, vire de cabeça para baixo ou processe 10 minutos em água fervente.

Geleia Baga Tripla
Faz 4-5 frascos de 300 gramas

Ingredientes:

1 xícara de morangos

1 xícara de framboesas

2 xícaras de mirtilos

4 xícaras de açúcar

1 colher de chá de ácido cítrico

Instruções:

Misture as frutas e adicione o açúcar. Deixe descansar por algumas horas ou durante a noite. Ferva a fruta e o açúcar em fogo médio, mexendo com frequência. Remova qualquer espuma que suba para a superfície. Ferva até a geleia ficar com a consistência certa. Adicione o ácido cítrico, sal e mexa.

Cozinhe por mais 2-3 minutos, depois coloque em potes quentes. Vire de cabeça para baixo ou processe 10 minutos em água fervente.

Geleia de Groselha
Faz 6-7 frascos de 300 gramas

Ingredientes:

900 gramas de groselha vermelha fresca

1/2 xícara de água

3 xícaras de açúcar

1 colher de chá de ácido cítrico

Instruções:

Coloque as groselhas em uma panela grande e esmague com um espremedor de batatas ou um triturador de frutas. Adicione água e deixe ferver. Cozinhe por 10 minutos. Coe a fruta com um morim e meça 4 xícaras do suco. Despeje o suco em uma panela grande e junte o açúcar. Deixe ferver totalmente e cozinhe por 20-30 minutos, removendo qualquer espuma que possa subir para a superfície. Quando a geleia estiver pronta, coloque em frascos quentes, vire de cabeça para baixo ou processe em água fervente por 10 minutos.

Compota De Cereja Branca
Faz 3-4 frascos de 300 gramas

Ingredientes:

900 gramas de cerejas

3 xícaras de açúcar

2 xícaras de água

1 colher de chá de ácido cítrico

Instruções:

Lave as cerejas. Misture a água e o açúcar e deixe ferver. Ferva por 5-6 minutos, em seguida, retire do fogo e adicione cerejas. Deixe ferver e cozinhe até firmar. Adicione o ácido cítrico, mexa e deixe ferver mais 1-2 minutos.

Coloque em frascos quentes, vire de cabeça para baixo ou processe em água fervente por 10 minutos.

Geleia de Cereja
Faz 3-4 frascos de 300 gramas

Ingredientes:

900 gramas de cerejas frescas, sem caroço, cortadas ao meio

4 xícaras de açúcar

1/2 xícara de suco de limão

Instruções:

Coloque as cerejas em uma panela grande. Adicione o açúcar e deixe de lado por uma hora. Adicione o suco de limão e coloque em fogo baixo. Cozinhe, mexendo ocasionalmente, por 10 minutos ou até que o açúcar se dissolva. Aumente o calor para alto e leve a ferver.

Cozinhe por 5-6 minutos ou até que a geleia firme. Retire do fogo e coloque a geleia quente em frascos, vede e vire de cabeça para baixo.

Geleia de Figos Maduros Assada no Forno
Faz 3-4 frascos de 300 gramas

Ingredientes:

900 gramas de figos maduros

2 xícaras de açúcar

1 ½ xícaras de água

2 colheres de sopa de suco de limão

Instruções:

Arrume os figos em um forno holandês, se eles forem muito grandes, corte-os ao meio. Adicione o açúcar e a água e mexa bem. Asse a 180 C por cerca de uma hora e meia. Não mexa. Você pode verificar a prontidão soltando uma gota da calda em um copo de água fria – se ela cair para o fundo sem se dissolver, a geleia estará pronta. Se a gota se dissolver antes de cair, você pode assar um pouco mais. Retire do forno, adicione o suco de limão e coloque nos frascos quentes. Coloque a tampa no topo e vire o frasco de cabeça para baixo. Deixe a geleia esfriar completamente antes de virar para cima.

Se você quiser processar as geleias - coloque-os em uma panela grande, cubra os frascos com água em pelo menos 5 cm e deixe ferver. Ferva por 10 minutos, retire os frascos e deixe esfriar.

Doce de Marmelo
Faz 5-6 frascos de 300 gramas

Ingredientes:

1.800 gramas de marmelos

5 xícaras de açúcar

2 xícaras de água

1 colher de chá de raspa da casca de limão

3 colheres de sopa de suco de limão

Parte 2

Introdução

Você já ouviu todas as histórias sobre como é bom ser vegano. Por exemplo, quão saudável é, quão energético se sente depois de se rasgadaar vegano e quanto melhor eles se sentem respeiteo a natureza em geral. No entanto, apesar de sua gree reputação, muitas pessoas ainda estão desligadas por muitas razões, a maioria das quais tem a ver com as crenças equivocadas que eles têm sobre o veganismo. Uma crença equivocada, em particular, é que é muito difícil viver um estilo de vida vegano. Para a maior parte, não saber como preparar alimentos veganos deliciosos e saudáveis é o maior obstáculo que a maioria das pessoas tem queo tenta se rasgadaar vegana.

Este livro é sobre como remover esse obstáculo, pois apresenta mais de 55 deliciosas receitas veganas que você pode preparar para o café da manhã, almoço, jantar e até mesmo sobremesas e lanches para ajudá-lo a livrar sua mentalidade negativa de se rasgadaar vegano. Depois de ler este livro e as receitas incluídas, você vai aprender que mudar seus hábitos alimão amarelontares para veganismo não significa que você tem que desistir de todos os alimentos que você gosta e isso também não significa que você precisa fazer enormes sacrifícios em sua vida apenas mudeo seus hábitos alimão amarelontares. Sendo que é mais do que isso, este livro também mostrará o que é realmente o veganismo. Ele irá guiá-lo sobre o que você deve e não deve comer, inclui dicas para iniciantes e até mesmo um plano de dieta de amostra; Tudo isso é feito para ajudar pessoas como você que gostariam de começar a viver veganas e querem saber como você pode fazê-lo tão facilmente e sem esforço quanto possível.

Então, se você está pronto para aproveitar a aventura vegana, vire a página e vamos começar!

P.S. Certifique-se de ler todo o livro, pois há um bônus especial espereo por você no final! Tenha uma feliz leitura!

Capítulo 1: Veganismo 101

O que é um vegano? Basicamente, um vegano é alguém que não come carne ou qualquer coisa derivada de animais como leite, óleos de cozinha derivados de gordura animal ou ovos. Veganos e vegetarianos muitas vezes se confundem. Sendo há realmente uma diferença? A resposta é sim.

Um vegano é vegetariano, mas nem todos os vegetarianos são veganos. Um vegetariano pode ser vegano, ovo-vegetariano ou lacto-vegetariano. Ovos vegetarianos comem ovos, bem como plantas, e os lacto-vegetarianos toleram o consumo de leite. Veganos são considerados vegetarianos "hardcore", pois não consomem nada que seja feito de um animal, nem consomem tudo o que é produzido por um animal, como ovos, leite e laticínios oriundos de qualquer espécie animal.

PRA QUE SER VEGANO?

Muitas pessoas diferentes vivem o estilo de vida vegano por muitas razões diferentes. Alguns o fazem principalmente por razões de saúde, enquanto outros o fazem por amor e respeito aos animais e ao meio ambiente. Algumas pessoas fazem isso para todos os três.

Então, qual é a essência do veganismo? A maioria dos veganos concorda que estes são:

• Não prejudique seres sencientes:

Por sencientes, queremos dizer organismos vivos que possuem cérebros e sistemas nervosos, rasgadaeo-os capazes de sensações físicas e emoções. Basicamente, significa todos os animais e criaturas de qualquer tipo. O veganismo proíbe fazer qualquer coisa que prejudique os animais - é simples assim. Seja caçeo, comendo, realizeo experimentos ou testeo-os com remédios e produtos de beleza.Esses atos são um "não - não" no veganismo. Segundo a

PETA, Pessoas pelo Tratamento Ético dos Animais, os veganos salvam mais de 100 animais por ano. Falemos sobre compaixão!

· Cuidado com o meio ambiente

Ao impedir o consumo de produtos de base animal ou derivados dos animais, a demea pela produção industrial de animais é diminuída. Isso, por sua vez, reduz a necessidade de recursos preciosos como terras, combustível e água, além de reduzir a poluição de nossos recursos naturais, como o ar e a água, entre outros.

· Ajudar a resolver a fome no mundo

A quantidade de grãos e outras culturas necessárias para alimão amarelontar os animais que são criados para fins de produção de carne poderiam alimão amarelontar dezenas de pessoas em todo o mundo. O veganismo não é apenas sobre compaixão pelos animais, mas também compaixão pelos humanos.

· Uma Exelente saúde

Numerosos estudos de organizações e cientistas de renome estabeleceram que por natureza somos herbívoros e, como tal, foram projetados para existir entre as plantas, e não em carne animal. Esses estudos também mostraram que as dietas à base de plantas reduzem substancialmente os riscos de doenças graves como diabetes, problemas cardíacos e câncer, entre muitos outros. Dietas à base de carne, por outro lado, foram estabelecidas para aumentar significativamente esses riscos à saúde, bem como a obesidade. "Algumas pessoas acham que a dieta baseada em vegetais e alimentos integrais é extrema. Meio milhão de pessoas por ano terão seus peitos abertos e uma veia retirada de sua perna e costurada em sua artéria coronária. Algumas pessoas chamariam isso de extremo." - Dr. Caldwell Esselstyn

BENEFÍCIOS À SAÚDE DO VEGANISMO

Como os "benefícios para a saúde" são uma declaração tão ampla, vamos acabar com os benefícios para a saúde de nos rasgadaarmos veganos, certo?

Abundância de nutrientes importantes para a saúde geral

Existem muitos nutrientes importantes que vêm de ter uma dieta baseada em vegetais. É rico em fibras dietéticas, magnésio, potássio, ácido fólico, antioxidantes, ácido ascórbico, vitaminas A e E ,e fitoquímicos. Também é baixo em gorduras ruins ou saturadas que estão ligadas a uma variedade de condições médicas graves, como problemas cardíacos e câncer.

Riscos de saúde mais baixos

Porque não tem as coisas más e é rico em coisas boas (nutrientes). Um estilo de vida vegano é aquele que pode reduzir significativamente seus riscos para doenças graves como ataques cardíacos, artérias entupidas, derrames, pressão alta, diabetes, câncer, problemas de vista (degeneração macular e catarata), artrite e inflamação. Também reduziu os riscos de doenças um pouco menos graves, como constipação, halitose, mau cheiro (chulé), TPM para mulheres, enxaquecas e alergias. Com tantos riscos para a saúde que podem ser reduzidos, é um estilo de vida que realmente vale a pena ser vivido. É uma situação ganha-ganha para os animais, a Mãe Terra e nós mesmos!

Você mais sexy

O peso saudável e a massa corporal são um dos melhores benefícios do veganismo, o que obviamente faz com que você seja fisicamente mais sexy e mais atraente. Ao parecer mais saudável, você também se sentirá melhor por dentro e sua autoconfiança brilhará. Viver um estilo de vida vegano também ajuda você a cheirar melhor, naturalmente, em termos de odor e hálito corporais. Por fim, um estilo de vida vegano também pode levar a unhas, cabelo e pele muito mais saudáveis, devido aos nutrientes adicionados que você está consumindo em sua dieta. Sobrecarga de sensualidade!

Capítulo 2: O que você pode comer em uma dieta vegana e o que evitar

Dada a definição de veganismo no capítulo anterior, é seguro dizer que uma dieta vegana proíbe comer qualquer coisa que seja feita da carne de seres sencientes (animais vivos e criaturas que são capazes de experimentar sensações físicas e emoções) ou qualquer alimão amarelonto que são derivados deles, como leite e ovos. O veganismo também proíbe o consumo de produtos que contenham ingredientes feitos de animais, assim como seus derivados, como óleo animal ou banha.

Por outro lado, também é muito fácil aprender o que pode ser comido com um estilo de vida vegano que é basicamente qualquer coisa que não é feita ou derivada de animais. É tão simples dessa forma. Como tal, grãos, frutas e legumes são o que forma a maior parte deste livro de receitas vegana. Eu quero salientar que também é muito importante garantir que você esteja comendo ingredientes veganos que são tão frescos e naturais quanto possíveis. Só porque há uma salsicha tofurkey "vegana" no corredor de carnes na mercearia, nem sempre significa que é bom para você. Algumas coisas produtos ainda estão cheios de ingredientes processados que não são naturais ou saudáveis para o seu corpo. Portanto, tenha cuidado e compre o mais fresco e local possível.

LEIA AS ETIQUETAS

Rasgadaar-se vegano significa rasgadaar a leitura de rótulos um hábito. Por quê? É porque muitos alimentos que estão comercialmente disponíveis em sua mercearia podem não parecer que são feitos de animais ou produtos de origem animal, sendo que isso não significa que é verdade. Por exemplo, você acha que pode comer qualquer sorvete se for vegano? Considere que o sorvete é um produto lácteo e os laticínios são derivados de vacas - que são seres sencientes. Mesmo a maioria dos pós de proteína é derivada de laticínios. É por isso que existem proteínas veganas em pó feitas de soja ou outros ingredientes à base de plantas.

Em breve, você descobrirá que itens de alimentos que antes você considerava "saudáveis" não são bons para você, afinal de contas. Barras de granola são consideradas um lanche saudável por muitas pessoas, no entanto, a maioria é rico em açúcar e muitas também são preparados useo óleo derivado de gordura animal.

Um ingrediente complicado que muitas pessoas não estão atentas é a gelatina. A gelatina é encontrada na gelatina, marshmallows, starbursts e outros doces. Parece inofensivo, mas para um vegetariano ou mesmo vegano esse ingrediente não é tolerado. É usado até mesmo em alguns shampoos, máscaras e produtos de limpeza. Você pode não saber que a gelatina é feita fervendo os ossos, pele e ligamentos de vacas e porcos. Bruto, certo?

Agora você sabe por que ler os rótulos é importante para os veganos. Se você está em dúvida depois de ler o rótulo, é melhor prevenir do que ser cruel - não compre ou coma esse alimão amarelonto. Em vez de escolher doces ou junk food, vá de vez ao natural e pegue uma banana, maçã ou outras frutas e vegetais para um lanche rápido.

Honestamente, hoje em dia, é muito comum as pessoas serem veganas e vegetarianas, que há muito mais opções do que há 30 anos. Você vai descobrir que a maioria das refeições que você vai fazer - você nem vai perceber que eles são veganos e super saudáveis para você! Seu paladar se adaptará e você logo desejará ingredientes frescos e temperos salgados. Você não vai mais se sentir tentado a ter um cheeseburger de bacon ou um bife gree. Quanto mais você continuar a comer de forna vegana, perceberá a mudança de "dieta" para "estilo de vida", e esse é o objetivo final.

Agora que você aprendeu o básico do veganismo e por que você se beneficiará com a mudança para um estilo de vida vegano, é hora de você entrar na cozinha e aprender a preparar suas refeições veganas como um profissional.

RECEITAS

Para ajudá-lo a ver - e saborear - a vida maravilhosamente deliciosa do veganismo, preparei mais de 70 receitas que você pode experimentar por si mesmo. Isso é o que os capítulos 3 a 6 incluirão. Você terá novas idéias para deliciosos cafés da manhã, almoços e jantares. Há também os lados que você pode fazer e trazer para piqueniques e jantares para garantir que haja uma opção vegana para você.

Então não se esqueça de continuar lendo até o final para um exemplo de plano de dieta inicial e também um capítulo BÔNUS sobre como obter ingredientes de alta proteína em sua dieta vegana!

OBSERVAÇÃO: Sinta-se à vontade para pesquisar alternativas veganas a qualquer um dos ingredientes das seguintes receitas, se quiser apimentar as coisas e rasgadaá-las de gosto mais pessoal. Apenas certifique-se de fazer a pesquisa certa para que ela ainda seja vegana!

Capítulo 3: Receitas de Café da Manhã
1. DELEITE O TOFU DE CAFÉ DA MANHÃ

Ingredientes:

· 1gree dente de alho, amassado;
· 1 pacote de tofu drenado;
· 1cebola pequena picada;
· 1 a 2 colheres de sopa de molho de soja, desde que esteja fresco;
· 2tomates, já picados;
· 2colheres de sopa de água;
· ½ colher de sopa de cominho,;
· Pimenta ao seu gosto; e
· 1/4 de colher de chá de açafrão.

Modo de Preparo:

1. Aqueça a água e o molho de soja juntos em uma panela.

2. Misture o alho seguido de cebola, açafrão e o cominho. Continue a refogar até ficar macio.

3. Adicione o tofu e deixe ferver por 6 minutos antes de adicionar tomates. Cozinhe por mais um minuto antes de saborear com arroz integral.

2. BOM DIA TORTILHAS

Ingredientes:

· 1cebolapicada;

· 220g de tofu bem firmee eem cubos;

· 2xícaras de chá de de brocolispicado;

· 2pimentõespicado;

· 2 tomatespicado;

· 2colheres de sopa de molho de soja; e

· 6 tortillas veganas (milho).

Modo de Preparo:

1. Corte as tortilhas ao meio antes de cortar em tiras de 1 centímetro. Asse até ficar crocante.

2. Refogue as tiras de molho de soja até ficarem crocantes. Mexa com frequência.

3. Misture as cebolas e brócolis e cozinhe por mais 3 minutos.

4. Jogue o tofu e cozinhe por mais alguns minutos antes de comer

3. É O DIA DA SOBREMESA GELADA(PARFAIT DAY)

Ingredientes:

Para a primeira camada:

· -1 xícara de chá de morangos gelados;

· -1/4 de xícara de chá deyogurt, de preferência de frutas vermelhas; e

· -1 colher de sopa de calda de maça.

Para a segunda camada:

· -1 xícara de chá de pessegos gelados;

· -1 colher de sopa de calda de maça; e

· -1/2 xícara de chá de yogurt.

Para a cobertura da sobremesa:

· -1 colher generosa de castanhas cruas; e

· -Yogurt.

Modo de Preparo:

1. Misture todos os ingredientes da primeira camadae despeje a mistura em um xícara de chá de.

2. Misture todos os ingredientes da segunda camada e despeje a mistura no mesmo xícara de chá deem cima da camada 1.

3. Congele a sobremesa por uma hora antes de cobrir com as castanhas e o yogurt.

4. BOLO DE GRÃO DE BICO
Ingredientes:
· 1/4 de colher de sopa de ferment em pó;
· 1/8 de colher de sopa de pimento preta fresca e moído;
· 1/2 xícara de chá defarinha de arroz, farinha de besanou farinha de grão de bico;
· ¼ de alho em pó;
· 1/4 de xícara de chá de cebola verde picado bem fino;
· 1 pitada de flocos de pimento (de sua preferencia);
· 1/4 de xícara de chá de pimenta vermelha picadabem fino;
· 1/4 de colher de sopa de sal; e
· 2 colheres de sopa de água e ½ xícara de chá de água.
 For Toppings:
· Abacate;
· Homus; ou
· Salsa.

Modo de Preparo:

1. Separe os vegetais depois de prepará-los e pré-aqueça sua frigideira em fogo médio.

2. Misture a farinha de grão de bico, o alho em pó, os flocos de pimenta, a pimenta, o sal e o fermento em pó em uma tigela pequena. Adicione água queo terminar.

3. Bata bem por 15 segundos para evitar grumos e bolhas de ar. Misture bem os vegetais.

4. Espalhe o óleo de oliva ou spray de cozinha antiaderente em sua frigideira aquecida para cobrir toda a sua superfície. Despeje toda a sua massa na frigideira para uma panqueca gree, espalahndo rapidamente para cozinhar por até 6 minutos de cada lado. Você saberá que está no ponto de virar queo você pode facilmente deslizar uma espátula embaixo da panqueca e ela não se quebra queo você a vira.

5. Para panquecas menores, despeje menos da tigela, dividindo-o em várias porções.

5. UM TIPO DIFERENTE DE PORRIDGE

Ingredientes:

· 1 ½ xícara de chá de leite de amendoa;

· 2 colheres de sopa de açúcar mascavo;

· 1/4 de colher de sopa de canela em pó;

· ½ xícara de chá de quinoa;

· 1 pitada de sal;

· 1 colher de sopa de extrato de baunilha (opcional); e

· 1/2 xícara de chá de água.

Modo de Preparo:

1. Aqueça sua panela em fogo médio e meça em sua quinoa. Tempere com canela e cozinhe por mais 3 minutos com agitação frequente ou até que a quinoa seja tostada.

2. Em seguida, coloque o leite de amêndoa, a baunilha e a água, seguido de açúcar mascavo e sal. Misture bem. Uma vez que ferve, reduza o fogo para baixo e cozinhe por 25 minutos ou até que seu mingau fique espesso com grãos tenros.

3. Se secar antes de ser cozido, adicione mais um pouco de água mexendo ocasionalmente para evitar que queime.

6. LAS MIGANS (MIGAS PARA VEGETARIANOS)

Ingredientes:

Para a salsa ranchera:

· 2 colhers de sopa de oleo de canola;

· 2 dentes grees de alho com casca;

· 6 tomates grees e maduros;

· ½ colher de chá de sal;

· P2 a 4 pimentas serranas ou jalapenas;

Para as migas veganas ou vaganigas:

· 2 colheres de sopa de óleo de canola que vão ser usadas 1 de cada vez;

· ½ colher de sopa ou mais de pimenta chipotle para degustação;

· 3 pedaços de tortilhas de milho cortadas em tiras;

· 8 pedaços de tortilhas aquecidas;

· -1/4 de xícara de chá de de coentro fresco picado;

· 1/2 xícara de chá de de queijo não lácteo desfiados;

· 2 tomates ameixas picados;

· 1/2 colher de sopa de sal;

· 4 cebolinhas limpas e picadas;

· Pimenta serranaou jalapeno, picado finamente. Se menor ardência desejada, usa as sementes;

· 400g de tofu macio(preferencialmente os pacotes embalados com água); e

· -Uma pitada de açafrão.

Modo de Preparo:

Para a salsa ranchera:

- Pré-aqueça a sua frigideira antes de adicionar os tomates, pimentões e alho. Cozinhe com turnos ocasionais por 15 a 20 minutos ou até que estejam carbonizados, com as peles dos vegetais empoladas. Retire assim que os legumes ficarem carbonizados ou dourados. Deixe esfriar um pouco antes de descascar o alho. Retire os tomates e retire as hastes das pimentas. Faça um purê com os legumes com o liquidificador.

-Aqueça o óleo na mesma panela em fogo médio. Lentamente despeje o purê de legumes e tempere com um pouco de sal. Cozinhe entre 10 a 15 minutos ou até que o molho engrosse. Mexa e raspe os pedaços na panela enquanto estiver cozinheo.

-Queo feito, reserve uma xícara de chá de da mistura e leve à geladeira o resto para uso futuro.

Para as Migas:
  -Use uma peneira de malha fina e drene o tofu.

  -Aqueça o óleo em fogo médio em uma frigideira antiaderente de tamanho médio. Jogue as tiras de tortilla e mexa / cozinhe até dourar e crocante, o que pode levar entre 7 a 10 minutos. Transferir para um prato queo terminar.

 - Despeje o restante do óleo na frigideira e rerasgadae ao fogo médio. Queo já estiver quente, amasse o tofu para fazer com que ele se pareça com ovos mexidos.

 - Adicione o açafrão e as pimentas para degustação. Misture o chipotle moído e as cebolinhas. Use sal para temperar e mexa por mais 4 ou 6 minutos. A água do tofu já deve ter evaporado, mas o tofu deve permanecer macio como ovos mexidos.

-Misturado nas tortilhas, tomate, queijo e coentro. Mexa por até 2 minutos ou até que o queijo derreta. Dividido em 4pedaços de tamanho similar queo feito. Use uma escumadeira para manter os líquidos na frigideira.

- Desfrute de cada porção com 1/4 xícara de chá de da salsa ranchera e as restantes tortillas quentes.

7. FAÇA VOCÊ MESMO UMA PASTA DE AVELÃ VEGANA

Ingredientes:

· 2 clheres de sopa de cacao em pó;

· 1 ½ de xícara de chá de de avelã sem casca;

· 3/4 de açúcar de confeiteiro;

· 2 colheres de sopa de soja em pó;

· 1/4 de colher de sopa de baunilha; e

· 1 a 2 colheres de sopa de óleo vegetal.

Modo de Preparo:

1. Pré-aqueça seu forno a 180° C para torrar as nozes por 20 minutos, mexendo com freqüência para evitar queimar.

2. Enquanto ainda estiver quente, moa as nozes com um processador de alimentos, adicioneo um pouco de óleo e baunilha ao fazer isso, para fazer manteiga de amendoim. Depois de preparar a manteiga de amendoim, misture o pó de soja juntamente com o cacau em pó e o açúcar em pó. Se necessário, adicione mais óleo. Misture um pouco mais até que a consistência seja a desejada.

3. Você pode misturar as nozes por mais tempo para deixá-las mais macias e finas. Adicione mais açúcar e encurte o processo de mistura para obter uma consistência mais espessa.

8. FRITADA DE BATATA PARA O CAFÉ DA MANHÃ

Ingredientes:

· 1/2 colher de chá de pimento preta moída;

· G1/2 colher de chá de alho moído;

· L6 batatas grees sem casca e cortado em cubos;

· 1/3 de xícara de chá de de azeite;

· 1/2 colher de chá de páprica; e

· 1 colher de chá de sal.

Modo de Preparo:

1. Aqueça o azeite em uma frigideira gree em fogo médio.

2. Frite as batatas mexendo ocasional até ficarem douradas.

3. Use sal, pimenta, páprica e alho em pó para temperar a gosto antes de desfrutar.

9. UM WAFFLE DE AVEIA E MIRTILO

Ingredientes:

· 1xícara de chá de de farinha de trigo integral

· 1colher de sopa de ferment em pó

· 1/2 colher de chá de sal

· 1/4 colher de chá de pimenta jaimaicana moida

· 1xícara de chá de de aveia cozida

· 1/3 xícara de chá de de suco de maça sem açúcar

· 1 1/2 leite de amendoas sem açúcar (ou se preferir, leite comum não lácteo)

· 3colheres de sopa de xarope bordo

· 2colheres de sopaóleo de canola

· 1colher de chápuro extrato de baunília; e

· 1 1/2 xícarasmirtílhos congelados

Modo de Preparo:

1. Em uma tigela, peneire o sal, o fermento, a pimenta da Jamaica e a farinha. Misture a aveia e crie um buraco no centro da mistura.

2. Coloque a baunilha, o xarope de bordo, o óleo, o leite e a maçã no centro e mexa até ficarem homogeneos. Deixe a massa restante descansar por 5 minutos para engrossar um pouco.

3. Adicione as frutas congeladas e cozinhe a mistura na sua panela de waffle de acordo com as instruções do fabricante. Não se esqueça de untar a panela de wafflw com óleo entre cada waffle para evitar grudar.

4. Depois que os waffles estiverem cozidos, sirva e desfrute!

10. MUFFINS COM GELEIA

Ingredientes:

· 1 1/2 xícarasfarinha de trigo;
· 3/4 colher de cháfermento em pó;
· 1/2 colher de chábicarbonato de sódio;
· 1/2 colher de chánoz-moscada moída;
· 1/2 colher de chásal;

· 1xícara de chá deleite de sojaouleite de arroz;

· 1colher de chávinagre branco;

· 2colheres de sopaamido de milho;

· 3/4 xícara de chá dee um plus de2colheres de sopaaçúcar granulado;

· 1/3 xícara de chá deóleo vegetal;

· 2colheres de cháextrato de baunília;

· 1/3 xícara de chá deframboesa, morango, or geleia de uvaor conserva de uva; e

· Açúcar de confeiteiro, para povilhar.

Modo de Preparo:

1. Preaqueça o forno a 180° C. Organize um buraco no centro.

2. Use forros de papel para colocar em um tabuleiro as 12 canecas para assar muffins. Reserve.

3. Em uma tigela gree, peneire o fermento, a farinha, a noz-moscada, o bicarbonato e o sal. Crie um buraco no centro da mistura e reserve.

4. Em uma tigela de tamanho médio, misture o amido de milho, soja ou leite de arroz e vinagre juntos até que o amido de milho esteja totalmente dissolvido. Despeje a mistura no furo central da sua

113

mistura de farinha antes de mexer a baunilha, o óleo e o açúcar granulado useo uma espátula de borracha. Misture até que não restem apenas alguns pedaços.

5. Encha cada xícara de chá de de muffin até três quartos com a massa e crie uma pequena reentrância em cada um, espalheo a massa levemente para fora do meio com uma colher. Preencha cada recorte com 1 colher de chá da conserva ou geléia.

6. Asse por cerca de 23 minutos ou até que os tops dos muffins fiquem firmees.

7. Deixe a panela esfriar por 5 minutos em uma grade queo terminar. Depois, retire os muffins da panela para esfriar completamente na grade. Use açúcar de confeiteiro para polvilhar antes de desfrutar.

11. TOFUMELETEE

Ingredientes:

· 170G (1/2 Pacote) extra firmee de tofu;

· 1/3 xícara de chá deleite de soja (pode precisar de mais para ficar com a massa mais firmee);

· 1Colher de sopaarroz integral flour;
· 1Colher de sopaamido de milho;
· 1/8 colher de cháaçafrão;
· 1/4 colher de chá de saltemperado; e
· 1pitada de pimenta caiena.

Modo de Preparo:

1. Escorra todo o líquido depois de remover o tofu da embalagem. Coloque-os em toalhas de papel empilhadas para secar. Pressione suavemente com toalhas adicionais para absorver o excesso de líquido.

2. Corte o seu tofu em várias partes para misturar.

3. Pulverize todos os ingredientes juntos em seu processador de alimentos ou liquidificador até ficar homogêneo. Verifique o contêiner dos processadores para verificar se o seu batedor fluirá gradualmente. Se não, coloque leite extra de soja, medindo 1 colher de sopa cada, até que sua massa fique perfeita.

4. Cubra a frigideira antiaderente com 1 colher de sopa de azeite e nela cozinhe a massa vegana de "ovo" em fogo médio. Espalhe suavemente a massa para cobrir

bem o fundo da frigideira. Cubra a omelete e cozinhe por até 8 minutos ou até que a parte superior esteja seca.

5. Se a omelete não se mover enquanto você agita a frigideira, mova suavemente por baixo useo uma espátula. Nesse ponto, você pode adicionar suas coberturas veganas preferidas nessa parte da omelete que está mais distante da alça da panela. Deslize a omelete suavemente em seu prato e queo metade já estiver lá, incline sobre a frigideira para dobrar a omelete ao meio. Deixe por um minuto antes de desfrutar da omeleque quente.

12. FEIJÃO E ABACATE TORRADOS
Ingredientes:
· 2fatiaspãos para seuíche;
· 1xícara de chá defeijão frito caseiro ou comprado em loja;
· 1abacate, fatiada;
· A few slivers whitecebola; e
· Coarseseasal
Modo de Preparo:
1. Torra o pão de acordo com a sua preferência.

2. Amasse o abacate e use-o para cobrir a torrada juntamente com os feijões fritos.

3. Adicione uma pitada de sal e algumas cebolas para desfrutar.

13. PÃO DE BANANA VEGANA

Ingredientes:

· 2Bananas médias (2/3 xícara de chá) bem amassadas;

· 1/3 xícara de chá decafé preto;

· 3colheres de sopasementes de chia bem misturadas com 6 colheres de sopa de água;

· 1/2 xícara de chá demanteiga vegana bem macia;

· 1/2 xícara de chá dexarope bordo ou 1/2 xícara de chá de açúcar mascavo;

· 1xícara de chá defarinha de trigo + 1 xícara de chá defarinha integral;

· 2colher de sopafermento em pó;

· 1/2 colher de sopasal; e

· 1colher de sopade pimenta da Jamaica;

· 1colher de sopacanela.

Modo de Preparo:

1. Pré-aqueça seu forno a 180°C e forre o seu tabuleiro com o pão.

2. Misture o açúcar e a manteiga até ficarem fofos. Misture o mel, mexendo bem.

3. Peneire os agentes ascendentes, sal e farinha, juntos, em seguida, dobre-os suavemente na mistura molhada. Asse por até 40 minutos ou até que o espeto ou faca inserido saia limpo e a parte superior fique marrom.

14. QUICHE VEGANA

Ingredientes:

Para a crosta (massa):

· 1colher de sopamoído flax + 3 colheres de sopaágua, misturados juntos;

· 1xícara de chá deamêndoas inteiras, moidos com a farinha;

· 1xícara de chá deaveia sem glúten ou aveia de trigo sarraceno, moída com a farinha;

· 1colher de chásalsas secas;

· 1colher de cháoregano seco;

· 1/2 colher de sopade sal kosher;

· 1colher de sopa deóleo de coco ou óleo de oliva;

· 1-2.5 colheres de sopa deágua, se necssário;

Para o Quiche:

· 1bloco (400g) de tofu firme;

· 1Colher de sopaóleo de coco ou óleo de oliva (azeite);

· 1alho-poró ou cebola amarela, fatiada;

· 3dentes de alho grees, picados;

· 3xícaras (220g) de cogumelos cremini fatiados;

· 1/2 xícara de chá decebolinha fresca, finamente picado;

· 1/2 xícara de chá defolhas de manjericão fresco, finamentepicado;

· 1/3 xícara de chá deTomate seco embalado com óleo, finamentepicado;

· 1xícara de chá deespinafre;

· 2colheres de sopa delevedura nutricional;

· 1colher de cháoregano desidratado;

· 3/4-1 colher de chásal marinho;

· Pimenta preta, a gosto; e

· Flocos de pimenta vermelha, a gosto.

Modo de Preparo:

-Enquanto pré-aquece o forno a 180° C, unte levemente um tabuleiro redondo de

119

25 centímetros. Você também pode usar um prato de torta de 22 centímetros feito de vidro.

-Use algumas toalhas de papel para embrulhar o seu tofu, coloceo alguns livros em cima para pressionar a água para fora enquanto prepara a massa.

Para a massa:

-Bata a mistura de água e a linhaça juntos em uma tigela e deixe gelar o reserveo.

-Misture o sal, salsa, orégano, e a farinha de trigo e farinha de amêndoa em uma tigela gree.

-Coloque essa mistura na mistura de óleo e linhaça, mexendo até ficar homogeneo.

-Misture a água restante até que sua consistência seja a de uma massa de biscoito. Deve ficar grudado queo pressionado com os dedos.

- Esmague sua massa na base da sua torta. Do centro da panela, pressione uniformemente a mistura e trabalhe para fora e para os lados da panela. Deixe o ar escapar, fazendo alguns furos na massa.

- Asse por até 16 minutos a 180° C ou até ficar firmee e levemente dourado. Queo terminar, deixe esfriar enquanto prepara o recheio. Aumentar a temperatura do forno para 200° C.

Para o recheio:

-Divida o seu tofu em 4 pedaços e processe no liquidificador até ficar cremoso e macio. Se ele não ficar cremoso, adicione um pouco de leite de amêndoa para ajudar na mistura.

-Frite o alho e cebola em óleo em fogo médio por vários minutos. Misture os cogumelos e o sal e continue cozinheo em fogo médio-alto por até 12 minutos ou até que gree parte da água tenha sido cozida em seus cogumelos. Misture os flocos de pimenta vermelha, pimenta, sal, orégano, fermento, espinafre, tomate e ervas e continue cozinheo até o espinafre murchar.

- Retire do fogo e misture bem o tofu processado. Tempere se desejar. Transfira para a massa assada e alise com uma colher.

-Asse por 200°C descoberto por até 37 minutos ou até que firmee. Arrefecer o quiche por até 20 minutos antes de fatiar para obter os melhores resultados.

-Para sobras, embrulhe e leve à geladeira por até 4 dias no máximo. Simplesmente reaqueça em uma assadeira a180°Cpor 20 minutos.

15. QUINOA COM NOZ E CANELA
Ingredientes:
· 1xícara de chá deleite com baixo teor de gordura orgânico;
· 1xícara de chá deágua;
· 1xícara de chá dequinoa orgânica, enxaguada;
· 2xícarasde chá demirtilho fresco, de preferencia organica;
· 1/2 colher de chácanela em pó;
· 1/3 xícara de chá depicadonozes, torradas; e
· 4colheres de chá denéctar de agave orgânico.
Modo de Preparo:
1. Em uma panela, misture a quinoa, água e leite. Ferva em fogo alto. Em seguida,

cozinhe em fogo médio-baixo com tampado por 15 minutos ou até que gree parte do líquido seja absorvido pela quinoa.

2. Retire do fogo e reserve por 5 minutos.

3. Misture a canela e as amoras e desfrute de 4 porções. Cubra com nozes e uma colher de chá de néctar de agave.

16. PUDIM DE ARROZ E PASSAS

Ingredientes:
· 1xícara de chá deágua
· 3xícaras de chá de arroz integral cozido
· 1/2 xícara de chá deuva passa
· 1/4 xícara de chá dexarope bordo
· 1xícara de chá deleite de soja
· 1/2 xícara de chá deamendôas (picadoe tostado)
· 1colher de chácanela
· 1/2 colher de chácardamomo
Modo de Preparo:
Misture todos os ingredientes em uma panela e deixe ferver em fogo médio-alto. Reduza o calor imediatamente para baixo e deixe ferver. Mexa com freqüência por

cerca de 5 a 10 minutos ou até que o pudim tenha engrossado.
Despeje em tigelas e divirta-se!

17. CREPES VAGANAS

Ingredientes:
· 1/2 xícara de chá deleite desnatado
· 2/3 xícara de chá deágua
· 1xícara de chá defarinha de trigo
· 1colher de sopaaçúcar cristal
· 1/4 xícara de chá demanteiga (derretido)
· 1colher de sopaóleo vegetal
· 2colheres de sopaextrato de baunilha
· 1/4 colher de cháde sal

Modo de Preparo:

1. Misture leite, manteiga, água e baunilha em uma tigela média e misture o açúcar, sal e farinha em uma tigela pequena.

2. Deite a mistura de farinha na mistura de leite e bata até que a massa tenha uma consistência suave. Refrigerar a massa, coberta, por pelo menos 2 horas.

3. Uma vez que a massa tenha sido refrigerada por duas horas, aqueça uma

panela ou frigideira de tamanho médio em fogo médio-alto. Unte a panela aquecida com uma pequena quantidade de óleo e despeje cerca de 2 a 3 colheres de sopa da massa.

4. Aqueça uma frigideira média em fogo médio-alto. Cubra a panela com uma pequena quantidade de óleo vegetal e despeje cerca de 2 colheres de sopa de massa crepe até cobrir o fundo da panela de forma uniforme e fina.

5. Aqueça até as bordas do crepe ficarem crocantes e, em seguida, vire o crepe para aquecer o outro lado até ficar dourado e crocante.

6. Repita o processo até que toda a massa tenha sido usada.

7. Coloque no topo dos crepes com frutas frescas, chocolate-avelã, ou qualquer cobertura de sua escolha.

18. AVEIA A NOITE TODA

Ingredientes:

· 1xícara de chá deaveia
· 1xícara de chá deleite de amêndoa com coco
· 2colheres de sopasementes de chia
· 1/4 colher de cháde extrato de baunilha
· 2colheres de sopade coco ralado
· 1/4 colher de chá decardamomo
· 1/4 colher de cháde gengibre moído
· 1/4 colher de cháde nóz-moscada
· 1/4 colher de chá decanela

Modo de Preparo:

1. Em uma tigela ou um pote de vidro, misture aveia, leite, chia, coco, noz-moscada, canela, cardamomoo, extrato de baunilha e gengibre.

2. Coloque a tampa no pote de vidro ou cubra a tigela com filme plástico e leve à geladeira durante a noite ou pelo menos 8 horas.

19. CAFÉ DA MANHÃ COM XAROPE BORDO E MUFFINS

Ingredientes:

· 3colheres de sopade farinha de semente de linhaça
· 9colheres de sopa deágua
· 2colheres de sopa defarinha de coco
· 1 1/4 xícaras de chá de farinha de trigo (sem glútem)
· 3colheres de sopade nozes (picado)
· 3colheres de sopade óleo de coco
· 1colher de cháde bicarbonato de sódio
· 1colher de cháde fermento em pó
· 1/4 colher de chá desal
· 1/2 xícara de chá dexarope bordo
· 1colher de cháde extrato de baunilha

Modo de Preparo:

1. Pré-aqueça seu forno a 180° C e forre 9canecas para muffins com forro de papel.
2. Em uma tigela, misture a farinha de trigo com a farinha de semente de linhaça e de água e reserve até engrossar.

3. Combine ambas as farinhas, coco, nozes, sal, fermento em pó e bicarbonato de sódio em uma tigela gree e bata até misturar bem.

4. Adicione o xarope de bordo, o extrato de baunilha, o óleo de coco e a mistura de linhaça.

5. Misture bem até a massa ficar homogênea e, em seguida, coloque-a nos copos de muffin previamente preparados.

6. Asse por cerca de 15 minutos ou até que os topos do muffin comecem a dourar.

7. Deixe os muffins esfriarem antes de removê-los dos copos e servir.

20. YUMMY CAFÉ DA MANHÃESTILO MEXICANO - BURRITOS

Ingredientes:

- 4cogumelos broncos fatiados
- 2dentesdealho
- ¼ xícara de chá decebola vermelha picada,
- ½ um pimentão vermelho, picado
- 1pacote tofu firme e amassado
- ½ colher de chácominho; ½ colher de chápimenta em pó; ½ colher de chá desal; ½ colher de chápimenta; ½ colher de cháde alhoem pó; ½ colher de chá deaçafrão; tudo isso misturado com3colheres de chá deágua
- Envoltórios de tortilla
- suco de limão amarelo fresco (a gosto)
- ½ xícara de chá defeijão fritos
- pitadade alface
- ½ xícara de chá de salsa
- 1 abacatefatiada
- Pitadade coentro fresco

Modo de Preparo:

1. Em uma frigideira antiaderente ou panela em fogo médio-alto, misture a cebola, a pimenta vermelha, os cogumelos

e o alho. Cozinhe por cerca de 5 a 8 minutos.

2. Em seguida, adicione a mistura de água e especiarias na panela, bem como o tofu, e misture até que o tofu tenha sido cozido.

3. Aqueça o feijão frito no microondas.

4. Adicione todos os Ingredientes nos envoltórios, dobre e desfrute.

CAPÍTULO 4: Receitas para o Almoço

1. SAUTÉ VEGETARIANO
Ingredientes:
· 1xícara de chá debrócolis, finamentepicado;
· 1xícara de chá derepolho, ralado;
· 1xícara de chá decenouras, ralado;
· 1pimentão verde, picado;
· 1Colher de sopa regular demolho de soja;
· 1tomate, picado;
· 1/2 dentealho, picado;
· 220g de tofu, esmagado;
· 1/2 colher de chá depimenta em pó;
· 1/4 colher de cháde Pimenta caiena;
· 2colheres de chácominho, moído; e
· 6cebolinhas, finamente picado.
Modo de Preparo:

1. Refogue o tofu em fogo médio com molho de soja até dourar.

2. Em outra tigela, misture bem todos os ingredientes restantes.

3. Coloque o tofu e misture bem.

2. HAMBURGUER VEGANO DE FEIJÃO PRETO

Ingredientes:

· 1pimenta jalapenha, picada;
· 1cebola;
· 1Colher de sopade óleo de oliva (azeite);
· 1/2 xícara de chá depãoem migalhas;
· 1/2 xícara de chá demilho;
· 1/2 xícara de chá defarinha de trigo integral;
· 1/2 pimenta vermelha, picado;
· 1/2 colher de cháde sal;
· 1/2 colher de cháde oregano, seco;
· 1/4 colher de chácominho;
· 2dentes dealho, picado;
· 2xícaras de chá de feijão preto, Cozido e amassado;
· 2colheres de sopafrescosalsinha picada; e
· 2colheres de chá depimenta em pó.

Modo de Preparo:

1. Refogue o alho, a pmenta jalapeno, orégano e cebola juntos em óleo em fogo médio-alto até as cebolas são translúcidas.

2. Adicione o pimentão vermelho e refogue por mais dois minutos ou até ficar macio. Reserve.

3. Misture a mistura vegetariana, pão ralado, pimentão, feijão preto, cominho, salsa e pimenta em pó e faça 5 rissóis.

4. Use farinha para cobrir cada massa em ambos os lados antes de fritar por 5 a 10 minutos em fogo médio-alto..

3. VEGETAIS FRITOS COM SOJA

Ingredientes:

Para os Vegetais:

· 1Colher de sopa rice vinegar;
· 1 to 2 colheres de cháóleo de coco;
· 1/4 repolho; -2 cenouras; e
· 2aipo ribs.

Para o Tofu:

· 1Colher de sopa desuco de limão;
· 1colher de cháde gengibre;
· 1/2 blocode tofu, picado;
· 1/2 xícara de chá deervilhas; e
· 1/2 Colher de sopamolho de soja.

Modo de Preparo:

1. Rasgar todos os legumes e misture com óleo, suco de limão e vinagre.

2. Em molho de soja, gengibre, suco de limão e a mistura de vegetais

misturados.Refogue o tofu e as ervilhas até ficar quente e macio.

4. SAUTÉ DE COCO

Ingredientes:

· 1xícara de chá debrócoles, picado;
· Suco de umlimão;
· 1cebolafatiada;
· 1pimentão vermelho;
· 1cenoura pequenapicada;
· 1colher de sopamolho de soja molho de soja tamari;
· 12 cogumelosfatiados;
· 420g de espiga pequena de milho; e
· 2dentes dealhopicado.

 Para omolho:

· 1xícara de chá deleite de coco;
· 1gengibre, descacado epicado;
· 1/2 Colher de sopade molho de soja tamari; e
· 2colheres de sopamanteiga de amendoim.

Modo de Preparo:

1. Refogue o alho, suco de limão e molho de soja tamari por até 2 minutos antes de adicionar os legumes picados.

2. Cozinhe, mexendo sempre, até ficar crocante e pronto.

3. Combine todos os ingredientes para o molho e misture com os legumes cozidos para cobrir bem.

4. Aprecie com arroz integral ou com o que desejar.

5. CURRY DE QUINOA VERDE

Ingredientes:

Para aCouve-flor Assada:

· Couve-flor, cortada em pequenos floretes, 1peça;

· ¼ de colher de chá de pimenta-caiena;

· 2 colheres de sopa de óleo de coco, derretido; e

· Sal.

Para oCurry de quínoa verde e coco

· Vinagre de maça, 1Colher de sopa;

· Cardamomo, moído, ½ colher de chá;

· Acelga picada, 4xícaras;

· Óleo de coco, derretido, 2colheres de chá;

· Curry em pó a sua escolha (opcional), ½ colher de chá;

· Gengibre, moído, 1colher de chá;

· Leite decocoligth, 400g;

· 1cebola amarela média, picada;

· Quinoa, enxaguadae bem coado com um coador bem fibo, 1xícara de chá;

· Uvas passas, 1/3 xícara de chá;

· Sal, 1colher de chá;

· Açafrão, moído, 1colher de chá; e

· Água, ½ xícara de chá. Guarnição opcional:

· 2 cebolinhaspicadas; e

· Flocos de pimenta vermelha, povilhado.

Modo de Preparo:

1. Polvilhe sal e pimenta caiena sobre os pedaços de couve-flor e asse no forno a 220° C por até 30 minutos. Vire as florzinhas na metade da torrefação e continue até ficar macia e dourada nas bordas.

2. Mexa e cozinhe as cebolas por 5 minutos em óleo de coco ou até ficarem translúcidas. Adicione o gengibre, açafrão, caril e cardamomoo por mais 3 minutos ou até que cheiram bem.

3. Misture o óleo de coco, água, passas e quinoa lavada e cubra. Após a fritura, reduza o fogo para ferver por mais 15 minutos. Retire do fogo e deixe a mistura descansar por 5 minutos.

4. Fure a quinoa com um garfo e misture os verdes, sal e vinagre. Divida em 4 porções, cada um coberto com as florzinhas de couve flor assadas. Decore com flocos de pimenta vermelha e cebolinha, se desejar.

6. CASSAROLA VEGANA

Ingredientes:

· 2latas detomates cerejas, sem pele;
· 2 abobrinhas, fatiados bem grosso;
· Cominho, ½ colher de chá;
· 1Colher de sopade tomilho seco;
· Tomilho fresco, 2ramos;
· 3dentes dealho, fatiados;
· 1pacotelentilha, cozida;

· 2Varas médias de aipo, fatiadosfinamente;
· 3cenouras medianas, fatiada;
· Óleo de oliva, 1Colher de sopa;
· 1Cebola, finamentepicado;
· 1Pimenta vermelha, picado;
· Páprica defumada, 1colher de chá;
· 1cubo de caldo de vegetais; e
· 1Pimenta amarela, picada.

Modo de Preparo:

1. Cozinhe delicadamente as cebolas por até 10 minutos no óleo ou até ficarem macios.

2. Misture as especiarias, alho, tomilho seco, aipo, pimentão e cenoura. Cozinhe por mais 5 minutos.

3. Misture o caldo, tomilho fresco, courgettes e tomates. Cozinhe por mais 25 minutos.

4. Retire os raminhos de tomilho e misture as lentilhas. Mexa e traga de volta para ferver.

5. Aprecie com quinoa ou arroz queo feito (opcional).

7. COZIDO DE BATATA DOCE

Ingredientes:

· Grão de bico, drenado e enxugado, 450g aproximadamente

· Canela, 1/2 colher de chá;

· Coentro, 1/2 colher de chá;

· Cominho, 1/2 colher de chá;

· 4batatas doce medianas;

· Óleo de oliva, 1/2 Colher de sopa;

· Páprica, 1/2 colher de chá; e

· Sal (opcional), umapitada.

Para oMolho de ervas com Alho

· Aneto seco,1colher de chá;

· Suco delimãofresco, 1colher de sopa;

· Alho, picado, 3dentes;

· Homus, 1/4 xícara de chá; e

· Águaquanto baste.

Para asCoberturas opcionais:

· Tomates cerejas, picado, 1/4 xícara de chá;

· Molho de alho e pimenta;

· Suco de limãosuco, 2colheres de sopa; e

· Salsinha, picada, 1/4 xícara de chá.

Modo de Preparo:

1. Enquanto forro uma gree assadeira com papel alumínio, pré-aqueça o forno a 200° C.

2. Corte as batatas-doces ao meio longitudinalmente após esfregar e enxaguá-las.

3. Misture o grão-de-bico com azeite e especiarias. Coloque-os na assadeira forrada de arroz queo terminar.

4. Esfregue um pouco de azeite sobre as batatas e coloque-as na mesma assadeira virada para baixo.

5. Assar as batatas e o grão de bico em seu forno pré-aquecido por até 25 minutos ou até que as batatas se rasgadaem tenro, veja isso espeteo um garfo e as ervilhas ficarem marrons. Queo terminar de assar, retire-os do forno.

6. Enquanto estiver asseo, você pode misturar todos os ingredientes do molho de ervas com alho em uma tigela. Para rasgadaá-lo liguido, adicione apenas água suficiente para diluí-lo. Tempere mais se você encontrar a mistura sem sabor.

7. Para sabor extra, adicione mais alho. Para sabores mais marcantes, adicione sal.

Para um sabor de ervas mais forte, adicione o endro. Para um sabor mais fresco, adicione o suco de limão.

8. Coma as batatas com o lado da carne voltado para cima e as partes internas um pouco quebradas. Decore o topo com o grão de bico, a guarnição de salsa tomate que é opcional e o molho de alho e ervas.

8. VURRITO (BURRITO VEGANO)

Ingredientes:

Para oBrown Rice:

· Arroz integral, rinsed, 1xícara de chá;

· Cominho, ½ colher de chá;

· Couve Curly, caule removido, picado em pedaços pequenos, 1ramo;

· Jalapenho, sem as sementesefinamentepicado, ½ pedaço;

· Couve marinada; - suco de limão amarelo, ¼ xícara de chá;

· Óleo de oliva, 2colheres de sopa; e

· Sal, ¼ colher de chá.

Para aBerinjela com Salsa Verde:

· Beringela, sem caroço e fatiada em grees pedaços, 1peça;

· Feijão preto, cozido, 4xícaras;

· Pimenta-caiena (opcional), ¼ colher de chá;

· Pimenta em pó, ¼ colher de chá;

· Folhas de coentro fresco, ½ xícara de chá;

· Alho, prensadooupicada, 3dentes;

· Sucode 1 limão amarelo;

· Salsa verde leve ou qualquer salva verde fresca, ½ xícara de chá;

· Feijão preto temperado;

· 1Chalota, finamentepicado;

Para aGuarnição:

· Tomate cereja, finamente fatiados em rodadas; e

· Molho picante opcional.

Modo de Preparo:

1. Depois de cozinhar o arroz integral de acordo com as instruções da embalagem do produto, tempere-o com, no mínimo, 1/4 de colher de chá de sal.

2. Prepare a salada de couve mistureo o sumo de limão, os jalapenos picados, o azeite, o cominho e o sal. Em uma tigela, marinar a couve com cal.

3. Faça o abacate salsa verde, mistureo bem os pedaços de abacate coentro, salsa verde e suco de limão em um

142

liquidificador ou processador de alimentos.

4. Em uma panela, refogue a chalota eo alho em uma colher de sopa de azeite até ficar perfumado. Misture a pimenta caiena, feijão e pimenta em pó e cozinhe por mais 10 minutos ou até que o feijão fique macio e quente. Se em algum momento o feijão ficar seco, adicione um pouco de água.

5. Queo terminar, distribua a salada de couve, arroz e feijão em 4 porções iguais e cubra cada uma com um par de colheres de abacate salsa verde. Você pode enfeitar com tomates cerejas, se desejar.

9. COGUMELOS APIMENTADOS

Ingredientes:

· Molho de bife A1, 1colher de chá;

· 2Pimentão, de-sem as sementesefatiadosfinamente;

· Cominho;

· 6tortilhasou tortilhas de milho;

· Alhoem pó;

· 1Jalapenho, sem sementesefatiadafinamente;

· Sucode ½ limão amarelo;

· 1Pimenta poblano, sem as sementesefatiadafinamente;

· Cogumelos de portobello ,hastes removidas, limpas e fatiada, 2 pedaços grees ou 4 pedaços pequenos;

· Abacates maduros, 2peças;

· Sal; e

· 1Cebola amarela ou branca, cortada finamente em rodelas.

Opcional:

· Coentro;

· Cebola vermelha fresca;

· Molho picante;e

· Salsa.

Modo de Preparo:

1. Cozinhe os pimentões e as cebolas em óleo de coco quente, mexendo sempre, até que fiquem macios e levemente caramelizados. Tempere com sal, alho em pó e cominho. Separe com a tampa queo terminar.

2. Cozinhe o cogumelo em um pouco de óleo de coco em uma panela aquecida. Tempere com um pouco de sal e despeje uma pitada de molho A1 –amigavelmente

vegano, é claro - para sabores adicionais, assim que ficarem marrons e macios. Retire do fogo queo terminar e reserve com a tampa.

3. Prepare o guacamole coloceo abacates em uma tigela e tempereo com uma generosa pitada de sal e o suco de meia limã. Se desejar, adicione coentro fresco e cebola.

4. Aqueça suas tortilhas em um forno de microondas. Aprecie-os juntamente com o seu guacamole, pimentos, cogumelos e cebolas. Opcionalmente, você pode cobrir as tortilhas quentes com salsa e molho picante.

10. VEGANOS O QUE

Ingredientes:
· 2fatiasde pães de grão integral;
· 2colheres de sopa hummus;
· 3fatias finas de pepino;
· 2fatias finas detomate;
· 3fatiasdeabacate;
· 1/4 xícara de chá debrotos de alfafa; e
· 1/4 xícara de chá decenouras gratinadas.

Modo de Preparo:

1. Torre o pão e em cada fatia, espalhe uma colher de sopa de hummus.

2. Coloque os legumes e coma para o deleite do seu coração.

11. SALADA DE ATUM FALSO

Ingredientes:

· 1xícara de chá deamêndoas cruas, molhadas
· 1 talo de aipofinamentepicado
· 2cebolinhas finamentepicado
· 1dente de alho picado
· 3colheres de sopamaionese vegana
· 1colher de cháMostarda Dijon
· 3colher de chás de suco delimãofresco
· 1/4 colher de chásal marinho
· Pimentapreta fresco e moída

Modo de Preparo:

1. Depois de molhar as amêndoas por várias horas, enxágue e escorra bem.

2. Em seu processador de alimentos, adicione as amêndoas e misture até que atinjam uma consistência uniforme.

3. Adicione as amêndoas de picado em uma tigela de tamanho médio, juntamente com o aipo, alho, cebola verde, mostarda Dijon, maionese e suco de limão.

4. Mexa todos os ingredientes até ficar bem misturado e tempere com sal e pimenta.

5. Sirva em um envoltório, seuíche ou em uma salada. Refrigerar as sobras.

12. SALADA CUSCUS E PEPINO

Ingredientes:

· 1xícara de chá decuscus
· 1xícara de chá desalsinha finamentepicado
· ½ pepinofinamentefatiada, corte longitudinalmente
· 1/2 cebola vermelha ralada
· Raspa da casca de um 1limão
· Sucode1limão

· 1xícara de chá de coentrofinamentepicado
· 1/4 xícara de chá deóleo de oliva (azeite)
· 1colher de sopamel aquecido
· 1/2 colher de chápimenta em pó
· 1/2 colher de chácominho moído
· 3colher de sopapinhões, tostado
· Salepimentaa gosto

Modo de Preparo:

1. Prepare o cuscuz de acordo com as instruções da embalagem e coloque em uma tigela gree.

2. Adicione o pepino, as raspas de limão e a cebola vermelha na tigela do cuscuz, junto com as ervas picadas.

3. Em uma tigela separada, misture o azeite de oliva, mel, cominho, suco de limão e pimenta em pó e misture bem até misturar bem. Despeje e misture no cuscuz.

4. Adicione os pinhões e pimenta e sal a gosto.

5. Sirva imediatamente ou leve à geladeira para mais tarde. Cubra e refrigere as sobras por um período não superior a 5 dias.

13. SALADA ASIÁTICA DE AMENDOIM E QUINOA

Ingredientes:

· 1colher de cháde óleo
· ⅓ xícara de chá dequinoa escorrida
· 2cuscus
· 1cenoura sem pelee gree
· 1xícara de chá de edamame, sem casca
· ¼ xícara de chá decebolinha fatiada
· 3colheres de sopa demanteiga de amendoim
· 1½ colheres de sopa demolho de soja
· 1dentealho, picado
· 1colher de chá de vinagre de arroz
· 1colher de cháde néctar de agave

· 1colher de sopa deóleosésamo
· 1colher de sopade óleo de oliva (azeite)
· ¼ colher de cháde sal
· Pimenta preta

Modo de Preparo:

1. Prepare a quinoa de acordo com as instruções da embalagem e coloque em uma tigela gree.

2. Corte em tiras ou espiralize as cenouras e pepinos e reserve em uma tigela gree.

3. Combine o edamame, cebolinha e quinoa na tigela de legumes e misture bem.

4. Combine os Ingredientes restantes não utilizados em um processador de alimentos para criar o molho de salada. Bata até ficar homogêneo e despeje generosamente sobre a mistura de vegetais / quinoa.

5. Sirva e aproveite.

14. SOPA DE ALHO E GRÃO DE BICO

Ingredientes:

· 3 (420g) de grãos de bico drenados e enchaguados
· 8dentes de alho finamentefatiadas
· 6colheres de sopaóleo de oliva (azeite), divido
· 1colher de sopade folhas detomilhofresco e picadas
· 1/2 colher de cháflocos de pimenta vermelha
· 4xícaras caldo de legumes
· Vinagre de cereja
· Sal Kosher

Modo de Preparo:

• Numa frigideira, misture o alho, os flocos de pimenta vermelha, o tomilho e as 3 colheres de sopa do azeite e cozinhe em fogo médio. Mexa de vez em queo e adicione o grão de bico. Mexa por mais 2 minutos.

• Adicione o caldo de legumes e leve para ferver. Reduza o fogo e deixe ferver por cerca de 25 minutos.

• Adicione o azeite restante e transfira para um processador de alimentos ou liquidificador. Misture bem até a mistura ficar homogênea, mas não muito líquida.

• Tempere com o sal e vinagre ao seu gosto.

• Colher em uma tigela e decore com um pouco de azeite e flocos de pimenta vermelha.

15. UM CHUTE DE SALADA DE BATATA DOCE

Ingredientes:

· 4batatas doces grees cortados em cubos e sem casca
· 1/4 xícara de chá devinagre vermelho

· 1/2 xícara de chá deóleo de oliva extra virgem (azeite), dividido
· 1pimentão vermelho médio
· 2colher de chá decominho
· 1/2 xícara de chá defolhas de hortelã picadas efrescas
· 1/2 xícara de chá decebolinhafatiada
· 1pimenta kalapenha fresca picada
· Salpimenta preta

Modo de Preparo:

1. Pré-aqueça seu forno a 200° C e coloque batatas em cubos em uma assadeira. Despeje 2 colheres de óleo de oliva sobre as batatas e vire-as para cobrir.

2. Adicione uma pitada de sal e pimenta sobre as batatas e asse por cerca de 30 minutos, ou até dourar por fora. Retire do forno e reserve.

3. Em um processador de alimentos ou liquidificador, misture o azeite restante, o vinagre, o cominho, o sal e a pimenta e o

pimentão semeado. Purê a mistura até ficar completamente lisa e misturada.

4. Misture as batatas com os jalapenos, cebolinha e folhas de hortelã e cubra com pelo menos ½ xícara de chá de de molho.

5. Adicione mais curativos se necessário e sirva imediatamente.

CAPÍTULO 5: Receitas para a Janta

1. SALADA MEXICANA
Ingredientes:
· 1abacate, cortado em 4;
· 450g desalsa;
· 2xícaras de chá de milho;
· 3xícaras de chá de feijão preto ou marrom cozido;
· 3xícaras de chá desorgo, cozido; e
· Sala gosto.
Modo de Preparo:
1. Misture todos os Ingredientes juntos em uma tigela gree, exceto pelo seu abacate.
2. Queo terminar, misture no picado abacate e mexa delicadamente para misturar generosamente por toda a mistura.
3. Desde que este é melhor apreciado frio, deixe a salada na geladeira por pelo menos 1 hora antes de desfrutar.

2. SALADA POPEYE
Ingredientes:
· 1cenoura média, ralada;
· 1Colher de sopade vinagre balsamico;

· 1/2 pimentão;
· 1/2 xícara de chá debrócoles, cozido;
· 1/2 xícara de chá derepolho, picado;
· 1/2 xícara de chá detomate, picado;
· 2xícarasespinafre, picado; e
· Pimentaesala gosto.
Modo de Preparo:
1. Basta colocar todos os ingredientes juntos! Fácil assim!

3. SALADA DE FRUTA COM YOGURT

Ingredientes:
· 1xícara de chá demaça, picado;
· 1xícara de chá demirtilho;
· 1xícara de chá deuvas;
· 1xícara de chá delaranja, picado;
· 1xícara de chá de yogurt;
· 1xícara de chá demorangos, picado;
· 1/4 xícara de chá deamêndoas, picado;
· 1/4 xícara de chá decoco, picado; e
· 2 kiwi.
Modo de Preparo:

1. Em uma tigela de tamanho médio, misture tudo, exceto o iogurte.

2. Misture o iogurte de soja até distribuir uniformemente.

3. Coma imediatamente ou leve à geladeira para depois.

4. SALADA DE FRUTA COM YOGURT

Ingredientes:
· Óleo de oliva (azeite) extra virgem,1Colher de sopa + 1/4 xícara de chá de;
· 1 cebola amarela pequena, picada;
· Cenouras, picado, 2peças;
· Tomatespicados e polpa uma lata de 400g;
· Sal;
· Pimenta preta;
· Ervilhas, enxaguadae escorrida, lata de 450g;
· Feijão canelone, escorrido e lavado, lata de 450g;
· Feijão Kidney, escorrido e lavado, Lara de 450g;
· Alho, finamentepicado, 1dente;
· Pinhões, picado, 3colheres de sopa; e
· Salsa frescapicado, 1xícara de chá.

Modo de Preparo:
1. Cozinhe as cenouras e as cebolas em uma colher de sopa de óleo por 5 minutos ou até ficarem macias.
2. Ainda em estado líquido, misture os tomates com 1 ½ colher de chás de sal, ½ colher de chá de pimenta e 2 xícaras de água. Ao ferver, adicione o feijão, grão de bico e feijão cannellini e cozinhe por cerca de 3 minutos a mais ou até ficar quente.
3. Misture o restante ¼ xícara de chá de de azeite, alho, salsa, pinhões, 1/8 de chá de pimenta e 1/4 colher de chá de sal para a mistura de pesto.
4. Divida o pimentão em 4 porções, cada uma com sua mistura de massa.

5. SALADA VEGANA DE MANGA
Ingredientes:
· Pimenta em pó, divido, 2 1/2 colheres de chá;
· Cozidolentilha, enxaguado, uma lata de 400g;
· Curryem pó, dividio, 2 1/2 colheres de chá;
· 2Beringelas, limpos e cortados em cubos;

· Coentro fresco, picado, 1/4 xícara de chá;

· Mel, 1/4 xícara de chá;

· Limãoou suco de limão amarelo, 1/3 xícara de chá (ou mais se necessário);

· Óleo de oliva (azeite), dividido, 4colheres de sopa;

· Pimenta, fresca emoída, 1/4 colher de cháoumais a gosto;

· Salsa, 1/4 xícara de chá;

· 2mangas rosas descascadas e picadas;

· Amendoins torrados, sem casca epicado, 1/4 xícara de chá;

· Alface romana, rasgada, 4xícaras;

· Sal, 1/4 colher de chá; e

· Cebolinha, picado, 2ramos

Modo de Preparo:

1. Em uma tigela gree, misture as 2 colher de chás em pó, 2 colher de chás de caril e 1 colher de sopa de óleo enquanto pré-aquece o forno a 260° C. Jogue as berinjelas e jogue bem todos os ingredientes.

2. Queo terminar, distribua a berinjela em uma assadeira gree que esteja estriada.

Asse a berinjela por 15 minutos no forno, mexendo uma vez na metade.

3. Misture bem os 1/2 colheres de chá de caril, 3 colheres de sopa de óleo, ½ colher de chá de pimenta em pó, 1/3 xícara de chá de de suco de limão ou lima, mel, salsa, sal e pimenta em um gree tigela.

4. Depois de assar as berinjelas, coloque-as em uma tigela gree junto com as cebolinhas e lentilhas. Coloque os ingredientes juntos suavemente para combinar.

5. Adicione mais sal, pimenta ou limão ou suco de limão para tempero, se desejar. Aproveite em cima de alface romana juntamente com 2 colheres de sopa de manga, nozes, coentro e cebolinha.

6. SEUÍCHE DE GRÃO DE BICO E ABACATE

Ingredientes:

· Qualquer pão a sua escolha

· Grãos de bico, enxaguada, escorrido, eesfolado, lata de 400g;

· Coentro fresco, picado, 1/4 xícara de chá;

· Cebolinhas, picadas, 2colheres de sopa;

· Sucoof 1limão amarelo;

· 1tira larga deabacate;

· Alface e tomate para decorar;

· Pimenta esala gosto.

Modo de Preparo:

· Em uma tigela de tamanho médio, esmague o grão de bico e o abacate com um gree garfo ou colher.

• Coloque o coentro, a cebolinha e o suco de limão e misture bem.

• Use sal e pimenta para temperar a mistura. Espalhe em suas coberturas favoritas como tomate e alface ou em sua escolha de pão.

7. CLUB DO SEUÍCHE DE ABACATE E FEIJÃO

Ingredientes:

· Broto de alfada, 110 a 150g;

· Abacate, sem semente e fatiados finamente;

· Pimenta preta, ¼ colher de chá;

· 1Pepino, sem sementes, sem pele e fatiados finamente;

· Óleo de oliva (azeite), 2colheres de sopa;

· Pão multi grãos, 12 fatias;

· Sal, ½ colher de chá;

· Cebola vermelha pequena, fatiada finamente; e

· Feijões brancos, escorridos e lavados, 2 latas de 400g.

Modo de Preparo:

1. Em uma tigela de tamanho médio, misture o feijão, o sal, o óleo e a pimenta. Amasse grosseiramente com as costas do garfo.

2. Divida a mistura igualmente entre 8 fatias de pão. Coloque em cima da fatia o pepino, cebola, abacate e couve.

3. Faça 4 seuíches, junteo os seuíches abertos. O lado com os abacates deve

estar voltado para cima e deve estar no topo.

4. Finalize cada um dos seuíches de dois eares, completeo as 4 fatias restantes de pão.

8. PIZZUCHINIS

Ingredientes:

· Cenouras picadas para decorar;

· 2abobrinha médias, fatiados;

· Molho para pizza, 1/4 xícara de chá; e

· Queijo vegano, picado, 1/2 xícara de chá.

Modo de Preparo:

1. Arrume as fatias de abobrinha em cima de uma assadeira enquanto pré-aquece o forno a 200° C.

2. Cubra cada uma das fatias com o molho e polvilhe com queijo vegano.

3. Asse as abobrinhas no forno por até 12 minutos antes de desfrutar.

9. LINGUINE VERDE DE ALCAPARRA

Ingredientes:

· 1Colher de sopaóleo de oliva (azeite);

· 2dentes dealho, finamentefatiada;

· 1/4 colher de chádeflocos de pimenta vermelha esmagados;

· 340g de molho marinara;

· 475g de azeitonas espanicas, escorrido, sem semente e picado;

· 380g de alcaparras, escorrido,lavado,picado;

· ½ xícarade chá de folha de salsa fresca,picado;

· 1/2 colher de chálimão zest; e

· 450gde macarrão espaguete

Modo de Preparo:

1. Cozinhe o pimentão vermelho picado e alho em fogo médio por cerca de 2 minutos ou até que se rasgadaem perfumadas.

2. Misture as raspas de limão, alcaparras, salsa e molho marinara. Abaixe o fogo e deixe ferver por 15 minutos.

3. Enquanto fervendo, cozinhe o linguine por instruções do pacote. Escorra queo terminar e misture com o molho. Agite bem antes de curtir.

10. MASSA COM PIMENTAS E AMENDOASASSADAS

Ingredientes:

· 340g decanelone ou penne;

· 4 pimentões vermelhos, sem sementes e cortados em 4;

· 3/4 xícara de chá deazeitonas kalamata sem caroço;

· 1/2 xícara de chá deamêndoas picadas e assadas;

· 1/4 xícara de chá deóleo de oliva (azeite);

· 1Colher de sopa folhasde tomilhofresca; e

· Salepimenta preta.

Modo de Preparo

1. Siguindo as instruções do pacote, cozinhe seu macarrão. Colha 1/4 xícara de chá de de sua água de cozimento e escorra o restante antes de devolver a massa à panela.

2. 2. Useo o frango aquecido, assar as pimentas em uma assadeira, com o lado da pele voltado para cima, por 8 a 10 minutos ou até que fiquem pretas..

3. Retire a pele carbonizada das pimentas useo uma faca. Limpe as pimentas com

toalhas de papel e corte a carne em pedaços de 2,5 cm.

4. Misture a massa com 1/4 colher de chá de pimenta preta, 2 colheres de sopa da água de cozimento reservada, 1/2 colher de chá de sal, tomilho, amêndoas, óleo, azeitonas e pimentões, mexendo tudo bem. Para um molho mais fino, adicione um pouco mais da água de cozimento reservada.

5. Aprecie sua massa!

11. BERINJELA AO CURRY

Ingredientes:

· 1xícara de chá dearroz branco;
· 1Colher de sopaóleo de oliva (azeite);
· 1 cebola picada;
· 1berinjela, curtadas em pequenas rodelas;
· 550g detomates cereja, cortados pela metade;
· 1 ½ colheres de chácurryem pó;
· 1lata degrão de bico;
· 1/2 xícara de chá demanjericão fresco;
· Salepimenta pretaa gosto.

Modo de Preparo:

1. Em uma panela média, ferva 1/2 colher de chá de sal, 1 ½ xícara de chá de de água e o arroz. Depois de ferver por 18 minutos, retire do fogo e deixe descansar por cerca de 5 minutos com a tampa.

2. Enquanto isso, refogue a cebola em óleo em fogo médio por até 6 minutos ou até ficar macia.

3. Misture a pimenta-do-reino, curry em pó, 1 colher de chá de sal, berinjela e tomate e continue cozinheo por mais 2 minutos.

4. Deite 2 xícaras de água e deixe ferver. Em seguida, reduza o fogo e deixe ferver, parcialmente coberto, por cerca de 15 minutos ou até a berinjela ficar macia.

5. Lave o grão-de-bico e misture-o. Cozinhe por 3 minutos ou até aquecer. Retire do fogo e misture o manjericão.

6. Decore com legumes e aproveite!

12. SALADA DE QUINOTATA

Ingredientes:

Para a salada:

· 1 batata doce, sem pele epicado;
· 1colher de sopaóleo de oliva (azeite);
· 1/4 xícara de chá de quinoa;
· 1/2 xícara de chá defeijão preto;
· 1/4 pimenta vermelha picada;
· 2xícarasespinafreoucouve;
· 1Colher de sopasecocranberries; e
· 1colher de sopasementes de girassol para salada.
· Salepimentaa gosto;

Para omolho:

· 1/4 xícara de chá de mango, fresco ou congelado;
· 1colher de sopavinagre balsamico; e
· 1 1/2 colheres de sopaágua.

Modo de Preparo:

1. Em uma tigela, cubra suas batatas doces com óleo e polvilhe um pouco de pimenta e sal. Espalhe as batatas em uma assadeira uniformemente e asse em forno a 200° C por cerca de 20 minutos ou até que as batatas fiquem macias. Mexa as batatas várias vezes enquanto estiver asseo.

2. Ferva a água juntamente com quinoa em uma panela coberta em fogo alto. Depois de ferver, deixe ferver e continue cozinheo por até 20 minutos ou até que a quinoa esteja macia e tenha absorvido o líquido.

3. Faça um purê com a água, manga e o vinagre balsâmico e reserve queo terminar.

4. Deixe a batata doce, aquinoa assadas esfriaremà temperatura ambiente.

5. Faça camadas com a sua salada em um pote de vidro com tampa começeo com o feijão preto. Adicione a quinoa e, em seguida, despeje o purê de manga e balsâmico sobre ele.

6. Coloque as ervas verdes, pimentões vermelhos picados, cranberries secas, batata doce assada e sementes de girassol antes de enroscá-lo firmeemente na parte superior e colocá-lo na geladeira.

7. Agite bem o frasco para misturar os ngredientes antes de desfrutar.

13. O MELHOR HAMBURGUER VEGETARIANO

Ingredientes:

· 1pequenabatata doce cozida;

· 1/4 xícara de chá dequinoa ecorrida;

· 1/4 xícara de chá decevada escorrida;

· 140g de grãos de bico lavado e escorrido;

· 2colheres de sopa desalsinha;

· 1 1/2 colher de cháde cominho;

· 1/2 colher de cháde sal;

· 1/2 colher de cháde pimenta;

· 2colheres de sopafarinha de trigo integral;

· 2colheres de sopade óleo de oliva (azeite); e

· 1 1/2 pimentas bem vermelhas, frescoe sem as sementes.

Modo de Preparo:

1. Asse a batata-doce por até 50 minutos em seu forno a 200° C ou até ficar macio. Enquanto estiver asseo, cozinhe a cevada e a quinoa em panelas separadas até que estejam macias.

2. Corte toda a pimenta vermelha em quartos e asse no forno por até 20 minutos.

3. Após a batata-doce ter esfriado a pós-cozedura, misture-a com 1 colher de sopa de óleo de pimenta, farinha, sal, cominho, salsa e grão de bico.

4. Depois que a quinoae a cevada tiverem sido cozidas e resfriadas, misture-as com a mistura de feijão em uma tigela separada para fazer a mistura da empada.

5. Alise os hambúrgueres useo as costas de uma colher para fazer hambúrgueres de 10 centímetros de diâmetro. Cozinhe em óleo em fogo médio até que ambos os lados fiquem marrons.

6. Desfrute de um pãozinho com algumas fatias de pimenta vermelha assada.

14. SOPA DE ABÓBORA E LENTILHAS

Ingredientes:

· 8xícaras caldo de vegetais;

· 1cebola amarela picada;

· 2xícaras de chá de lentilhas vermelhas enxaguadas;

· 3talos de aipos fatiados;

· 3cenouras grandes sem cascaefatiada;

· 450g de abóbora sem peleepicada;

· 2dentes dealho picado; e

· 1/2 colher de cháde nóz-moscada.

Modo de Preparo:

1. Adicione todos os ingredientes em uma panela elétrica ou panela de preção e certifique-se de que a tampa esteja bem fechada.

2. Coloque a panela elétrica (Crock-Pot) na posição baixa e deixe cozinhar por cerca de 8 horas. Se em temepratura alta, cozinhe por apenas 5 horas.

3. Servir e desfrutar.

15. CARNE MOIDA VEGANA

Ingredientes:

- 4ramos de cebolinhas picadas
- 2 pimentas chiles pequenas, finamente picadas
- 1xícara de chá decozidolentilha
- 1xícara de chá de tomatefinamentepicado
- 2colher de chá de purê detomate
- 1cebola vermelha, picada
- 2colheres de sopade molho de pimenta doce
- 1colher de sopade ketchup
- 1colher de sopade mostarda marrom
- 2colher de chás de vinagre de maça
- 2colher de chás de açúcar mascavo
- 1/4 colher de cháde pimenta em pó
- Óleo de oliva (azeite)
- Sal, a gosto

Modo de Preparo:

1. Em uma panela ou frigideira, adicione o azeite e metade da quantidade de cebolinha e cozinhe em fogo médio. Adicione os tomates e cozinhe por mais 3 minutos.

2. Adicione as lentilhas e os ingredientes restantes e deixe ferver por cerca de 20 minutos.

3. Retire do fogão e desfrute de um pão doce ou outro pão de sua escolha!

16. AUTENTICAS PANQUECAS DE BATATA ALEMÃ

Ingredientes:

- ½ cebola branca ou amarela
- 1batata grande
- 1/3 xícara de chá demolho de maça
- Substituto de ovo (equivalente a um ovo)
- 1colher de sopade farinha
- 1colher de sopade salsinhapicada
- 1colher de sopade pãoem migalhas
- 1/4 colher de cháde tomilho
- Sucode1limão
- Óleo vegetal
- Salepimenta, a gosto

Modo de Preparo:

1. Misture a cebola e a batata em seu processador de alimentos e processe até obter uma consistência ralada. Use uma toalha de papel para remover tanto líquido quanto possível da mistura de batata / cebola.

2. Em uma tigela, misture a farinha, as migalhas de pão, o suco de limão, o substituto do ovo, o tomilho, o sal e a pimenta e misture. Adicione a mistura de batata e cebola e continue mexendo.

3. Em uma frigideira em fogo alto, aqueça uma xícara de chá de de óleo vegetal e coloque uma xícara de chá de de mistura de panqueca de batata na panela. Aplaine com uma espátula e reduza o fogo para médio. Aqueça por 5 minutos em um lado e vire e repita até que ambos os lados estejam dourados. Continue esse processo com toda a mistura de panquecas.

4. Cubra as panquecas com molho de maçã antes de servir.

17. FEIJÃO E ARROZ CAJUN PICANTES

Ingredientes:

- 450g defeijão vermelho (prepare as de acordo com as instruções do pacote)
- 3colheres de sopa demargarina vegana (com o manteiga)
- 6xícaras de chá de caldo de legumes
- 1cebola grande, amarela ou branca picada
- 1pimentão vermelho picado
- 5talos de aipo picados
- 2dentes de alho picados
- 1colher de cháde molho picante
- 1colher de cháde pimenta cayenne
- 1colher de cháde fumaça liquida
- 1/2 colher de cháde molho inglês vegano
- 1/2 colher de cháde tomilho
- 2folhas de louro
- Arroz branco
- Sal, a gosto

Modo de Preparo:

1. Combine a margarina, cebola, pimentão vermelho e aipo picado em uma panela gree e cozinhe em fogo médio-baixo até que as cebolas são cozidas.

2. Em seguida, adicione o alho e cozinhe por cerca de 2 minutos.

3. Adicione os ingredientes restantes, com exceção do arroz, e leve para ferver. Reduza o fogo para o nível mais baixo e deixe cozinhar por cerca de 4 horas.

4. Sirva com arroz branco e aproveite!

18. UMA DELICIOSA SALADA VARIADA COM MEL VEGANO E MOSTARDA

Ingredientes:

- 1saco de espinafre fresco
- 1xícara de chá detomate uva cortada ao meio

- 1abacate (sem o caroçoefatiada)
- 4Ovos tofu
- 1pacotede bacon vegano, cozidode acordo com as instruções do pacote
- 1pacotede queijo azul vegano amassado
- 1lata degrãos de bicolavados e escorridos
- 1lata de azeitonas pretas escorridas efatiadaa

Para o molho da salada:

- 1/2 xícara de chá demaionese veganana
- 4colheres de sopade mostarda amarela
- 3colheres de sopade necta de agave

Modo de Preparo:

1. Coloque todos os ingredientes em uma tigela e misture bem.

2. Para o molho, misture a maionese, a agave e a mostarda em uma tigela e misture bem.

3. Cubra a salada com tanto molho como você gosta e aproveite!

19. SUADO E DOCE CHILLI VEGANO

Ingredientes:

· 2 colheres de chá de oleo quente
· 1cebola amarela pequena e picada
· 2dente de alho picados
· 1lata pequena de pimenta verde esmagada
· 2xícaras de chá de carne bovina vegana
· 1colher de sopamolho de soja
· 1lata de molho de tomate
· 1 lata de tomatepequeno picado
· 1colher de sopa decominho
· 1/4 colher de sopa de tempero de torta de abóbora
· 1colher de cháde pimenta preta
· 1colher de sopade pimenta em pó
· Creme de soja (opcional)
· Queijo ralado vegano (opcional)

Modo de Preparo:

1. Em uma panela gree em fogo médio-alto, adicione alho, pimenta verde e

cebola e cozinhe até que as cebolas estejam translúcidas.

2. Acrescente o molho de soja e os crumbles de carne vegana e cozinhe por cerca de 5 minutos.

3. Em seguida, adicione os ingredientes restantes, exceto os produtos lácteos vegan, e mexa até que tudo esteja bem misturado. Deixe ferver por cerca de 8 a 10 minutos após a redução do calor. Continue a mexer.

4. Colher em tigelas e cubra com queijo vegano e creme azedo, se desejar.

20. RAVIOLE DE ABÓBORA

Ingredientes:

· 1xícara de chá depurê de abóbora
· 8folhas de lasanha vegana frescas
· 2colheres de sopa demargarina vegana
· 1/4 xícara de chá decastanhas de cajumoído
· Pimenta preta, a gosto
· 1/2 colher de cháde sal marinho
· 1/4 colher de cháde nóz-moscada
· 1/4 colher de cháde canela
· 1/4 colher de cháde cominho

Modo de Preparo:

1. Em uma panela pequena em fogo médio, misture a margarina, canela, noz-moscada, pimenta, sal, cominho e castanha de caju e cozinhe em fogo médio, mexendo.

2. Em seguida, adicione a abóbora e continue mexendo até obter uma textura de purê de batata. Retire do fogo.

3. Coloque as folhas de lasanha planas e coloque uma colher da mistura de abóbora em cada folha de cerca de 2 centímetros de distância. Coloque outra folha de lasanha na parte superior e pressione para baixo. Cortá-los em quadrados e selar as bordas, pressioneo para baixo com um garfo.

4. Uma vez que o ravioli é selado, adicione à água para ferver por cerca de 10 a 15 minutos.

5. Remova o ravióli, coloque em um prato e regue com um molho à sua escolha..

21. UMA MASSA FÁCIL DE PIZZA VEGANA

Ingredientes:

· 1xícara de chá de pasta de majericão vegana
· 1/2 xícara de chá depinhões
· 1/2 xícara de chá detomateseco
· 8 tortillas pequenasde farinha
· Óleo de oliva (azeite)

Modo de Preparo:

1. Comece por pré-aquecer o forno a 180° C.

2. Em cada tortilla, espalhe o pesto e cubra com alguns tomates secos e pinhões.

3. Coloque as pizzas em uma assadeira e coloque no forno por cerca de 10 minutos.

4. Retire do forno e regue com um pouco de azeite antes de cortar e servir.

22. REUBEN NO ESTILO VEGANDO

Ingredientes:

· 2fatias de pão de centeio
· 1/2 abacate
· 1/4 xícara de chá dechucrute
· Mostarda a sua escolha
· Thousand isle dressing (molho de salada das mil ilhas)

Modo de Preparo:

1. Em uma fatia de pão, espalhe o molho Thousand isle e na outra fatia, espalhe a mostarda.

2. Coloque as fatias de pão em uma panela levemente untada com os lados molhados para cima. Cubra uma das fatias de pão com chucrute e a outra fatia de pão com o abacate. Aqueça na panela por alguns minutos em fogo médio.

3. Pressione as metades do seuíche juntas e   sirva.

23. UM PIQUINE DE BAIXO DE ANETO COM SALADA DE BATATA VEGANA

Ingredientes:

1kg 300g de batatas grandes e amarelas
2talos de aipo picados
1cebola vermelhafinamentepicada,
1xícara de chá demaionese veganana
1colher de sopade suco de limão
1/4 xícara de chá depicadofrescoaneto
1 1/2 colher de sopade vinagre de maça
1colher de sopade Mostarda Dijon
SalePimenta, a gosto

Modo de Preparo:

1. Em uma panela gree, adicione as batatas descascadas e deixe ferver por cerca de 20 minutos. Tempere com sal.

2. Escorra as batatas e deixe esfriar.

3. Em uma tigela gree, misture todos os outros ingredientes e misture bem.

4. Queo as batatas estiverem frias, corte em pedaços pequenos e adicione-as na tigela.

5. Mexa as batatas e os outros ingredientes e leve à geladeira até que esteja pronto para servir.

24. SALADA DE MANGA E PEPINO FRESCOS

Ingredientes:

· 1saco defolhas pequenas de espinafrelavadas e enxugadas
· 1manga sem casca e cortada em pequenos cubos
· 1 pepino grande sem a casca e fatiado
· 1xícara de chá deervilhas instantâneas
· 1pimentão vermelhopicado
· 6cebolinhasfinamentefatiadas
· 3colheres de sopade suco de limão amarelo
· 1/2 xícara de chá devinagre de arroz
· Pimenta preta, a gosto

Modo de Preparo:

1. Coloque o espinafre em uma tigela gree.

2. Combine todos os outros ingredientes em outra tigela e misture bem. Em seguida, despeje sobre o espinafre.

3. Complete com mais pimenta preta e aproveite!

25. CUSCUSCARREGADO DEPIMENTAS

Ingredientes:

· 1/2 xícara de chá decuscus, prepare de acordo com as instruções da embalagem
· 1xícara de chá deágua fervida
· 3pimentões vermelhos inteiros
· 3pimentões amarelhos inteiros
· 1/2 xícara de chá depimentão vermelhos, picado
· 1/2 xícara de chá depimntão amarelo, picado
· 1/3 xícara de chá decebolinhas, picada
· 1/2 xícara de chá deabobrinha, picada
· 2colheres de sopa de suco delimão amarelo
· 2colheres de sopa deóleo de oliva (azeite)
· 1/4 xícara de chá deaneto fresco, picado

Modo de Preparo:

1. Prepare o cuscuz de acordo com as instruções da embalagem e deixe chegar à temperatura ambiente.

2. Corte os topos de todos os pimentões e remova os núcleos e as sementes. Coloque em um prato e reserve.

3. Combine os ingredientes restantes, exceto o cuscuz, e misture bem.

4. Colher o cuscuz em cada pimenta e cubra com outra mistura.

5. Sirva e aproveite!

Conclusão:

Obrigado mais uma vez por comprar este livro e parabéns por terminá-lo! Agora você deve estar pronto para deixar sua vida doentia para trás e começar sua jornada para um estilo de vida vegano saudável. Como você leu, as duas partes mais importantes de ser bem sucedido como um vegano são, educar-se e colocar seu plano em ação. Viver um estilo de vida vegano não precisa ser difícil e não precisa ser caro também.

Encorajo-vos a experimentar pelo menos uma receita cada para o café da manhã, almoço, jantar e sobremesas e lanches e proceder a partir daí. Dar pequenos passos é muito melhor do que tomar nenhum. Lembre-se, é fácil retomar o caminho se você escorregar, por isso não desanime! Estou confiante de que, ao provar essas deliciosas receitas, você será incentivado a se rasgadaar vegano até o fim!